ラストホープ

福島孝徳

「神の手」と呼ばれる
世界TOPの脳外科医

ラストホープ

福島孝徳

ラストホープ福島孝徳

目次

ラストホープ福島孝徳

第1章

ブラック・ジャックと呼ばれて

第2章 人間・福島孝徳

第3章 世界一の手術師

第4章 日本医療界を改革せよ

写真／風間雅昭
カバーデザイン／盛川和洋

◎ラストホープ福島孝徳

第1章

ブラック・ジャックと呼ばれて

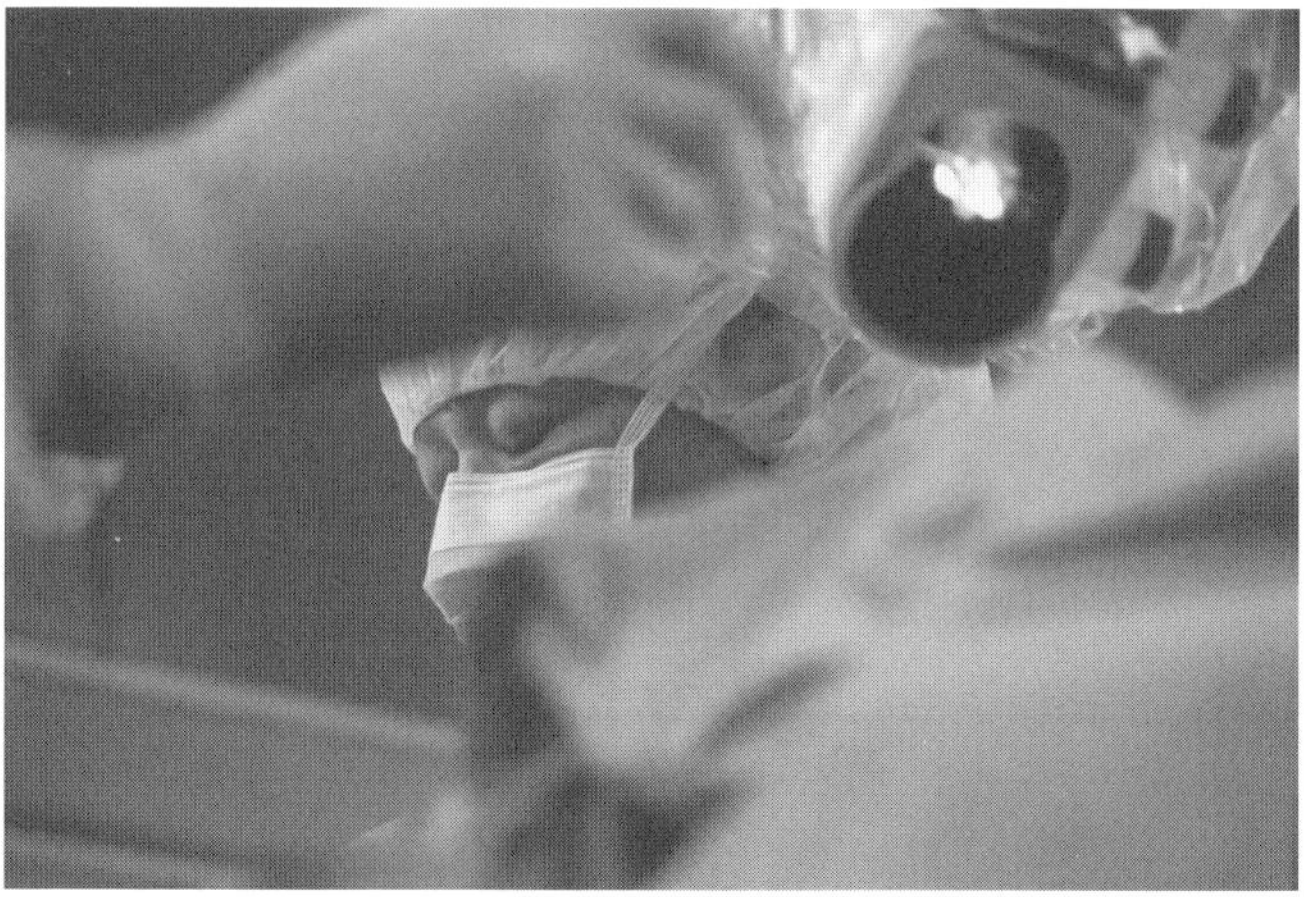

1. 〝神の手〟は持っていません

人は私のことを「神の手を持つ男」と呼びます。名医だと言われるのは嬉しい。私の持っている力や技術や知識や経験が、多くの患者さんの全治、つまり完全な回復という理想的な結果につながり、それによって賞賛を得ることには、素直に喜びを感じます。ちょっとくすぐったい気持ちにもなりますが。

でも、「神の手」という表現だけには、やっぱり強い抵抗を感じてしまう。

私の父は明治神宮で神官をしていました。二〇〇三年に亡くなりましたが、この父のことを私は一人の人間として、宗教家として、哲学者として、心から尊敬していました。だからなおのことかもしれません。「神」という言葉には考えさせられるところが多いのです。

こうして私の家のことを話したりすると、よく言われます。

「神に仕えた人の子だから、神の手が宿ったのかもしれませんね」

相手は、最大級の褒め言葉として言ってくれているんでしょう。父が生涯、神のもとで生きてきたのは事実です。その息子の私が、六十一歳となった今でも神を信じ、手術のたびに祈っているのも事実です。でも、「神の手」は持っていません。


そもそも「神の手」ってなんでしょう？　医者が「ゴッド・ハンド」と言われる場合には「なんでも治してしまう手」を意味しているんでしょうね。なんでも治せる医者はいるんでしょうか？　非常に残念ですが、いません。私自身も、この世のすべての病気を治しているわけではありません。だから、私の手は「神の手」ではないんです。

神の手を持っていないからこそ、手術の時に祈るんです。「神様、どうかこの人を救ってください」「どうか、私にこの人を救う力を貸してください」とね。

これまでに実績を上げてきた結果、私のもとには非常に重い症状の患者さんが大勢来ます。「あの福島ならば治せるかもしれない」。そういう希望と期待を持っていらっしゃいます。だから、手術はいつも命の瀬戸際に立つような大手術になります。私がどれだけ力と技術と知識と経験を間違わずにすべて出し尽くしても、助かる可能性が一〇〇％になるとは限らない。だから天に向かって「助けてくれ！」と心の中で叫ぶんです。

そういう意味では、私ほど年中助けを求めている医者もなかなかいないでしょう。願いはかなわないこともあります。そういう時には、ことごとく自分の力のなさを恨みます。そして「神様、どうしてこんなに難しい病気をお作りになったんですか」と思ったりもします。

けれど、「神の助け」がはたらくこともあるんです。正直に言えば、これまで何百回も何千回も私は神に助けられてきた。最初からこんな話をしてしまうと、なんだか宗教臭いと思う人もいるでしょうけど、そういう意味ではありません。

周囲があまりにも「神の手」「ゴッド・ハンド」と言うもんですから、最初にきちんと否定をしておきたかった。それだけです。

私は「神の手を持つ男」ではなくて、「神に助けられてきた男」です。

「神のように病気を治す男」ではなく、「神に祈りながら、必死で病気と闘っている男」です。

もちろん、いつの日か神様が創り出したありとあらゆる病を治すことができる日が来たら、こんなに幸せなことはありません。もちろん「私が」全部治せる、という意味ではないですよ。私たち人間が、人類がそこまで到達できたらどんなに嬉しいか。

そのためには、一人ひとりの医師が必死の思いで病気に立ち向かわなければいけない。互いに協力できることがあれば、精一杯の連携をしなければいけない。切磋琢磨《せっさたくま》し、刺激を与え合いながら、互いに成長していかねばいけない。そうしなければ、私たちの医術はいつまでたっても「神」の領域には近づけない。現実にたくさんの人が病魔に苦しめられていることを忘れず、さらに一歩前へ進み、さらに一つ上の成果を求める。これは医者という仕事を選んだ人間の使命です。

そう思うから、今も私は世界をまわりながら手術をしています。

「神の手」は持っていないけれど、私の手で治せる患者さんは大勢いる。世界中にいる。私の手術を見ることで、自己を高めようと思ってくれる若い医師もまたたくさんいる。だったら、旅から旅への生活にも大いに意義があるのではないですか。

2. 最後の頼みの綱「ラストホープ」

私が今住んでいるのはアメリカのノースカロライナというところです。一九九一年に思うところがあってアメリカに移ってから、早十四年になろうとしていますが、今ではデューク大学教授、ウエスト・ヴァージニア大学教授などの肩書きを得て、手術、手術の毎日。まあ、本当に忙しくやっています。

アメリカという国は、学術的な功績ばかりでなく、実際の手術や臨床での実績も高く評価される国です。それゆえ、医師にとっては他の国では経験できないくらいの臨床経験を得ることも可能。日本だけでなく多くの国から研修に来る医師も少なくありません。

となれば、患者さんの側にしたって「アメリカへ行って○○先生に診てもらえば、治るかもしれない」と考えるケースも多くなる。私の専門である脳神経外科に限らず、様々な病を抱えた患者さんがアメリカに集まる傾向が生まれます。そして、そうした患者さんを治していくことで、医者は研鑽《けんさん》を積むし、その結果を聞くことで、また新たな患者さんが希望を胸にアメリカへ来る。そんな良いサイクルが働いています。

私の場合はノースカロライナで、開業のクリニックの他にデューク大学をはじめウェイクメディカルセンター病院、ラーレイコミュニティ病院の三ヵ所で診察、手術を行っています。月に一度は一～二週間ウエスト・ヴァージニア大学病院で診察と手術にあたります。ほかにも、年に何回かユタ、オハイオ、ネブラスカ、ハワイ州の病院にも出かけています。アメリカ人の患者さんばかりでなく、ヨーロッパやアジアから来た患者さんをアメリカ各地で手術するケースも多いのです。

例えばウエスト・ヴァージニア大学では、全米はもとより全世界から特別に難しいやっかいな症例が集められています。アメリカでは「最後の切り札」のことを「ラスト・ホープ」と言いますが、それを求めている患者さんにとって、優秀なアメリカの医師たちは心強い頼みの綱なんですね。私も、ここで年間約一二〇例、そのうちの二〇例くらいが外国からの患者さんです。月に一週間の滞在でおよそ一〇例の手術をしています。

この大学では海外からの患者さんの受け入れを積極的に行っていますので、イタリアやギリシア、イラク、イスラエルなどから多数の患者さんがやってきます。私はアメリカにはもう十年以上いるわけですから、決して上手ではないけれどちゃんと通じる英語を喋《しゃべ》れますが、英語だけではコミュニケーションがすべて成立しない場合も数多く出てきます。海外からの患者さんは、言葉だけでなく、異国の地で非常に心細い思いをする上にいろいろと複雑な手続きも生じてきます。

そうした背景から、ウエスト・ヴァージニア大学のようなところにはインターナショナル・コーディネーターと呼ばれる専任の担当者が不可欠になります。ダナさんというコーディネーターが海外からの患者さんをサポートしています。私だけでなく、全科の先生の海外からの患者さんを本当によく、まるで自分の家族のように温かく世話をしています。

そう、医者だけじゃないんですよね。しっかりと患者さんを治したい、と思えば病院には数々のスペシャリティ、つまり専門性を持ったプロフェッショナルが必要になる。アメリカの医療にはダナさんのようなプロも育っている。素晴らしいことです。

●ダナ・モルナーさんの話　ウエスト・ヴァージニア大学病院インターナショナル・コーディネーター

Dr.福島ですか？　面白い人ですよ。明るいし、よく喋るし。でも、何がいちばんの特徴かといったら「患者さん思い」という点ですね。患者さんも家族もおそらく人生で最も不安で心細い時期を慣れない海外で過ごすわけです。

だから、私たちコーディネーターがそれをサポートするのは当然のこと。でも、彼もまた手術ばかりでなく、こうした患者さんの気持ちを心得て非常に気遣ってくれるんです。

患者さんにとって、本当の意味でのラストホープです。患者さんのことを第一に考えた素晴らしい手術をする人。昨年だけでも、この病院全科で三〇人の患者さんを海外から受け入れたんですが、彼は自分が担当した患者さんの手術をすべて成功させました。だから毎年、少なくとも二〇例は海外の患者さんが彼を頼りにやってきます。これはすごいことなんですよ。

二〇〇四年の初めにもDr.福島を頼って、日本から二十六歳の男性がいらっしゃいました。海綿《かいめん》静《じょう》脈《みゃく》洞《どう》腫瘍《しゅよう》と呼ばれる脳腫瘍の患者さんです。二〇〇三年の九月に日本で手術を受けたんですが、十二月に再発。腫瘍が神経を巻き込んで成長しているため、これ以上の手術は不可能と言われたそうです。でも、Dr.福島が出ていたテレビ番組をご両親がたまたま見ていたんですね。Dr.福島は二〇〇四年の春にも日本に行くんですが、この患者さんは年齢も若く、腫瘍の成長が早いため次の訪問まで手術を待つことができない。それで、渡米して手術を受けることになったんです。

この手術は八時間近くにも及びましたが、腫瘍があらゆる組織に浸潤し、他の組織に固くついているためにすべてを取りきることはできませんでした。すべてを取るためには患者さんの生活の多くを犠牲にしなければならなかったんです。

Dr.福島も人間ですから、「こういう手術の後は精神的にも参ります」とつぶやいていました。年間五〜一〇%あるかないかの難しい手術。それでも患者さんの今後の生活を最大限に考えて、その人がその人らしく少しでも長く生きることができるように〝今できること〟を瞬時に判断し、黙々と手術を進めていました。

3．さすらいの「サムライ・ウォリアー」

この大学が素晴らしいのはスタッフだけではありません。施設の面でも温かく外国の患者さんを迎えています。例えば、ファミリーハウス。家族で滞在ができる十分な広さを持ったアパートメントハウスでベッド、台所、お風呂、トイレがついています。この部屋を一泊一〇ドルで提供、地域のボランティアや街のピザハウスなどから夕食が振る舞われることもあります。日本にはまだまだ整っていない素晴らしさがアメリカにはあります。私が日本へ行く時は、多くの場合は手術の予定でいっぱいになっていますが、例えばこうした先進事情を日本の医師や病院経営者、スタッフにできるだけ話すようにしています。

ただ、アメリカの医療が万全だとは言いません。日本のような国民皆保険制度がないので、同じ治療行為を受けるにしても、非常に割高だったりもする。日本に患者さんがいて、そこへ私が行って手術を行うことができるなら、やっぱりそのほうが多くの意味で患者さんのためになります。そもそも、アメリカに渡ってくるだけでも時間とお金がかかりますし、精神的にも肉体的にも負担を背負うことになる。その上、治療費も高いわけです。例えば、アメリカでは手術をすると、病院の手術室の使用料、看護師さんの料金、麻酔医の料金、そして手術者の料金とそれぞれに請求をたてるのです。合計で何万ドルということにもなってしまうのです。

私が日本など各国へ行って手術をしているのは、こうした考えもあってのことなんです。日本には年に三～四回行きます。ヨーロッパにも二～三回は行く。アジアの国々に行くこともあるし、ともかく世界各地を旅していますね。

さっき言ったような環境があるだけに、アメリカにはたくさんの手術をこなすドクターは少なくないんですが、そんなアメリカでも言われますよ。

「タカ、どうしてそんなに忙しく動けるんだ？」

とね。タカというのは向こうでの私の愛称です。ともかく、アメリカ国内だけでも毎年数百の手術をしていますから、こうした質問はあちこちでされます。「なんでそこまでやるんだ？」ってね。私の答えはいつも決まってますよ。

「患者さんからもらえる感謝が僕を動かすんだ」

なんか、きれいごとを言っているみたいでしょ？　でもね、私は心底思うんです。感謝ほど価値のあるご褒美はないってね。お金では絶対に買えないものですよ。治った時の皆さんの笑顔だったり、ご家族の喜んでる声を聞いたことがありますか？　こんなに素敵なものはない。幸いなことに、私さえその気になれば、こうした最高のご褒美をたくさんもらうことができるんです。だから頑張っていられるのだろうと思います。

もちろん、手術だけで忙しいわけじゃないですよ。世界各国で行われる学会に行ったり、その幹事を務めたりもする。ヨーロッパのほうでも、ドイツやフランス、北欧などの大学や研究所で教授になってもいるので、そっちにも行かなければいけない。日本からも講演や指導の依頼が来れば、可能な限り行きます。

そんなわけで休日はほとんどない。手術・診察のない土・日は全世界から寄せられた患者さんからのメールや手紙、写真などを見て、それぞれに返事を出しているうちに夜が明けていたりします。女房に言われましたよ。

「あなたは脳外科と結婚したの？」

ってね、いやあ、痛烈な一言でした。でも、しかたないですね。そういう人生なんですね。家族のことはもちろん大事です。心から愛しています。できる限りのことはしようとしています。でも、西に困っている人がいると聞けば行きたくなるし、東に病に臥《ふ》している人がいると聞けば行って手術をしたくなる。これはもう、持って生まれたさだめと言いますか、宿命なのでしょう。

「あなたはすごい人だ。立派だ」

と言われたら、そりゃあ嬉しいんですが、本音をばらしてしまうとね、私は自分が好きでそうしてる。女房の言った通りなのかもしれないけれど、私が「脳外科を愛している」というのはちょっと違う。それよりも手術をして一発全治《いっぱつぜんち》（一度の手術ですべて治す）させて、その患者さんやご家族の笑顔を見るのが大好きなんですね。それで好んでこんな生活をしているところがあるんです。

アメリカでは「サムライ」とか「サムライ・ウォリアー」と言われたりもします。日本流にいえば、旅がらす、股旅《またたび》道中の人生です。そういう意味で「ブラック・ジャック」という、もう一つの私のニックネームはぴったりきます。あの漫画ほど超人的領域に私がいるかどうかはさておき、股旅医者という意味でね。だから、ゴッド・ハンドと言われるのは抵抗を感じますが、ブラック・ジャックにたとえられるのは嬉しいのかもしれません。

4. ブラック・ジャックの帰還

●二〇〇三年十二月二十四日・午後五時

クリスマスイブの成田空港に福島孝徳氏は降り立った。この年四回目のブラック・ジャックの帰国。それは奇《く》しくも聖なる夜だった。

「やあ、どうも、どうも。元気でしたか」

たった一人で、荷物が載せられたカートを押して到着ゲートを出てきた福島氏は、出迎えの二人の男性にこう声をかけた。

背筋をぴんと伸ばし、ニューヨークスタイルのジャケットをラフに羽織って大股で歩くその姿は、六十一歳にはとうてい思えぬ若々しさに満ちている。身のこなしも違う。脳神経外科の領域で世界に名を轟《とどろ》かす名医とは思えぬ身軽さだ。フットワークは軽やか、血色のいい顔には気さくな笑みを浮かべている。

出迎えに来た二人のうち一人はDr.福島の日本における右腕と言えるI氏。医療機器メーカー、ユフ精器株式会社の営業マンでありながら、Dr.福島が日本に滞在している間はまるで専任秘書であるかのような働きを担う。もう一人の出迎えは東京都府中市にある恵仁会病院の医師、川口正二郎氏だ。彼の病院には今、類《たぐ》い稀《まれ》なる手術師をどうしても必要とする患者が待っている。

二十四日の夕刻に十時間を超えるフライトから解放されたばかりのDr.福島は、翌二十五日には朝からこの患者の大手術で執刀する。それだけでも驚きに値するだろうが、彼のタフネスぶりはこの程度ではおさまらない。母国日本に久方ぶりに帰ってきたとはいえ、これから大晦日に至るまで、スケジュール表はDr.福島の手術予定でびっしり埋め尽くされていた。

十二月二十四日夕刻　　　・日本到着
　二十五日午前八時〜・東京都府中市・府中恵仁会病院／手術、外来診察
二十六日午前九時〜・東京都江戸川区西葛西・森山記念病院／手術、外来診察

二十七日午前九時〜・茨城県日立市・聖麗メモリアル病院／手術、外来診察
二十八日午前八時〜・聖麗メモリアル病院／手術、外来診察
二十九日午前八時〜・福島県郡山市・総合南東北病院／手術
三十日　午前九時〜・福岡県北九州市・小文字病院／手術、外来診察
三十一日午前八時〜・小文字病院／手術、外来診察
一月一日・東京到着
二日・プライベート
三日・アメリカへ

滞在十一日間のうち、十分に活動できるのはたった九日間。その間に東京、茨城、福島、福岡を転々と移動する。しかも、一日に三つ、四つと手術を行う日も少なくない。今回、Dr.福島は実に二〇近い手術をこなす予定となっていた。

ただし、こうしたハードスケジュールは彼にとって珍しいことではない。かつて日本の病院にいた頃には年間九〇〇以上の手術をこなしていたこともある。一九九一年以降

は、拠点をアメリカに移し現在に至っているわけだが、今でも年間約四〇〇の手術を行っている。ちなみに日本にある大規模な総合病院や大学病院の脳神経外科全体の年間手術数は、どんなに多くてもせいぜい二〇〇か三〇〇だという。そう聞けば、Dr.福島の手術数がいかに凄まじいかがわかるだろう。

5. スーパーマン並みのタフネス

「前もって言っておきますけど、時々休みながら取材しないと持たないですよ」

実はDr.福島が到着する直前、出迎えに来ていたI氏はそう語っていた。

「実際のところ本当にハードなのは（福島）先生ご自身なんですけど、あの人は普通の人じゃないですから（笑）。先生に合わせていたら、こっちが参っちゃいますので」

たしかにあれだけのハードスケジュールを年間を通じてこなし、世界を巡っているからには並はずれたエネルギーとタフネスが備わっているのだろう。それくらいは想像がついていた。

しかし、到着後のDr.福島の動きは早くも想像を上回る。ずいずいと歩を進め、I氏の車まで。長旅の疲れを口にするどころか、「例の資料の件はどうなってる?」とI氏に尋ね、「川口先生、今患者さんはどういう状況?」と川口医師に確認しながら、時間を惜しむかのように早足で歩いていく。さらに車に到達すると、自分でどんどん荷物を移しかえ始める。ともかく、そのテンポについていくのがやっとだ。

「さあ、行きましょう」

ニコリと笑うDr.福島にようやく挨拶《あいさつ》ができた。すると今度は車に乗り込みながら、「さあて、何をお話ししましょうか」「あ、私ね、ぜひ書いてもらいたいことがいろいろあるんです。ちょっと待ってね」……。

こうして、スタートした話の一部が本書冒頭の内容だ。だが、ごくごく一部にすぎない。一度口を開いたらマシンガンのように話す。

その間にも、I氏の携帯電話はひっきりなしに鳴った。Dr.福島の到着を確認し、滞在中のスケジュールを知ろうとする電話、翌々日以降に手術を予定している病院からの準備に関する相談の電話、前回、Dr.福島が来日して執刀した患者のその後の容態を伝えてくる電話……などなどである。

車中インタビューはその都度中断となり、福島氏は進んで自ら電話に出る。電話を切ると、すぐにまたインタビューの続き。そんな目まぐるしい繰り返しの中でも苛立《いらだ》った様子は見受けられない。そう、これがこの人の日常なのだ。

何事もハイピッチで進める様子を見て思った。

「まるで世界をまたにかけるスーパー・ビジネスマンのようだ」、と。

普通、「名医」という形容詞を聞いて誰もが想像するのは、どっしりと構え、独特のオーラを発散しながら相手を包み込んでいくような姿ではないだろうか。

しかし、今目の前にいる「名医」は違う。まるで、自ら世界各地の現場を巡りながら陣頭指揮にあたって会社を経営し、スピーディーかつ合理的に繁忙な毎日を見事に乗り切っていくスーパー・エグゼクティブ。「受け止める」「包み込む」のではなく、自分から攻めて行き、山積した問題を解決していくような勢いに満ちている。

ところで、どうしても知りたいことの一つに「なぜDr.福島は旅から旅へのブラック・

ジャック生活を続けているのか」があった。

先にも本人が「好きでやってる」「性分、さだめ」と答えていたが、本当にそれだけなのか?

●医療機器メーカー、ユフ精器株式会社・I氏の話

あ、そうですよね。普通、お医者さんといったら自分の病院にやってくる患者さんを診るのが仕事だと思いますよね。私も医療の世界に長いことといるんですが、福島先生みたいに、本当にあちこちで手術をやっているお医者さんに出会ったことはないですよ。

(I氏は三十代半ば。医療機器メーカーの営業マンとして、すでに十年以上のキャリアを持っている。その間に交流してきた医師の数も少なくない。そんなI氏がこう言うのだから間違いないないだろう)

でも、考えてもみてください。患者さんが誰でも彼でもアメリカに行って手術をしてもらえるような境遇にいるとは限らないじゃないですか。例えば、福島先生がアメリカで世界中の患者さんを待ち受けて、地元で手術をするとしますよね。当然、外国の(アメリカ以外の国に居住する)患者さんにしてみれば、わざわざアメリカへ行くわけです

から、それだけでお金も時間もかかります。身体にだって非常に負担がかかります。海外で治療行為を受けるわけですから、そこでまたお金がかかることになる。でも、先生のほうが患者さんのところへ来て、例えば日本なら日本の病院で手術をしたら、患者さんの負担はずっと軽くなりますよね。お金や身体だけじゃなく、精神的な負担も軽くて済みますよね。そういうことなんだと思います。

●府中恵仁会病院・川口正二郎医師の話

私が以前在籍していた九州の病院に福島先生は時々来ていました。当時研修医だった私は、その手術を見て大いに勉強になりました。何より「この人にしか治せない」ものがあることを痛感したんですよ。今の病院には二年前に来たんですが、迷うことなくすぐに病院の上層部に進言しました。「福島先生に来てもらいましょう。私が頼んでみますから」と。最初のうちは病院内でなかなか話は進まなかったんですが、最終的には福島先生の実績がものをいってOKが出ました。もちろん、福島先生に来ていただいて手術をしてもらうためにはそれなりの道具や設備も必要だし、まだまだウチは万全に整っているとは言い難いけれど、それでも福島先生はできるかぎりの対応をしようとしてくれています。
明日も難しい脳腫瘍の手術が一件あります。そのほかに外来患者一五人以上を診てもらいます。こんなこと福島先生クラスの人ではあり得ませんよ。二〇〇四年の三月に福島先生はまた日本に来る予定なんですが、その時に先生が手術すべき患者さんかどうかを見定めるための診断になります。普通、福島先生クラスの医者じゃなくたって、手術を一つやったらそれで終わり。同じ日のうちに外来を何人も診るなんてことはしないものなんです。

大手術の前後、外来に訪れた別の患者さんを診察する……、そんなことは大学教授レベルの医師ならばあり得ないスケジューリングだと川口氏もI氏も口を揃えて言う。しかも、年に数回しか日本へ来ないDr.福島は、「次回の来日時には手術すべきかもしれない患者さん」と会うのである。こんな風にしているから、彼のスケジュールは一年先、二年先までどんどん細かに決まっていってしまう。だが、二人はDr.福島がそれを当然の事として行っていると言うのだ。

あらためて、Dr.福島に直接尋ねてみた。

「なんで先生は自分から進んで世界中を忙しく巡っているんですか？」

答はいたって明快だった。

「すべては患者さんのため。その一言ですよ。僕が動いて、それで喜んでくれる人がいるんなら、地球の果てだろうがなんだろうが行きますよ。だって僕は医者なんだから。ね、そうでしょう？」

重々しい口調ではない。笑顔で当たり前のようにさらりと言ってのける。

「それともう一つ。医療の技術というのは実際に見て、そして携わった時に本当に身につくものなんです。僕はいろんな国で教授をしているけれど、勉強だけで手術がうまくなるなんてことはあり得ないんですよ。僕がいろんな国で手術をすれば、それに立ち会うお医者さんも増えるでしょ。そうすれば多くの国でお医者さんが育つでしょ。日本は特に深刻なんです。大きな病院でさえ、僕一人が一年でやっている手術の数に追いつかなかったりする。そんな環境でいいお医者さんが育つわけがないじゃない」

ブラック・ジャック・Dr.福島が直接執刀をすることで重い症状の患者が救われる。しかも、その手術に関わることで世界各地の医師が大きな教訓や成長を得る。こうして

「いい医者」が増えれば、Dr.福島が出向かずとも治癒《ちゆ》できる患者が増えることにつながっていく。単に自分で治すためだけの理由で世界中をまわっているのではない。一人でも多くの「いい医者」を育てたい。そうした情熱もあってのことなのである。

6. ブラック・ジャックに診てもらうには？

●十二月二十六日・午前八時

東京は西葛西にある森山記念病院の手術準備室でDr.福島は、同病院院長の森山貴氏らを相手にあいかわらず忙しく動き、話していた。数々の専門用語が空間を飛び交う。

さて、次なる疑問はこうだ。

「こんなに忙しい名医に診てもらうにはどうすればいいのか？」

パターンは幾通りもあるが、まずは一番シンプルな形が病院を訪れた患者さんの手術を請け負う形。

例えば森山記念病院に脳の疾患と思われる状況を抱えた患者さんが訪れる。ちなみに同病院は総合病院だが、脳神経外科関連の検査、治療用の最新機器、設備が整い、高い実績を上げている。それゆえ、ここでの診察、治療を願う患者は地方からもやってくる。そうした中、特に深刻な病状を抱えている人が見つかると、旧《ふる》くから親交のある森山院長から福島氏のもとに連絡が行く。

現代の病院では頭蓋内の疾患をMRA（磁気共鳴血管撮影）やMRI（磁気共鳴断層撮影）などの最先端映像化技術で検査することができ、「MR検査（磁気共鳴検査）」と総称されている。X線CTの技術さえ発展途上だった二十年前、三十年前には、脳の検査は困難をきわめていた。しかし、コンピュータも活用したCT検査の進化や、このMR技術の発達により、患者に過剰な負担やリスクを負わせることなく、脳内の状態が高度にわかるようになったのだ。

さらにMR検査などで得た脳内の画像データはインターネットなどを通じて、瞬時に海外にも送れるようになっている。福島氏もアメリカに居ながらにして、日本の患者の状況を自らの目でかなりの程度まで知ることができるようになった。その結果、Dr.福島でなければ手術できない内容だと判断され、しかも彼の来日スケジュールと合わせられれば、この日のように手術となる。

一方、福島氏は世界各地、日本各地の病院で外来も診ている。その中に東京在住の患者さんがいて、Dr.福島が近いうちに森山病院へ行く予定が決まっている場合には、今度は福島氏のほうから病院へ連絡し、この患者さんを森山病院で手術するようなケースも出てくる。

彼の高名を聞いた患者やその家族がDr.福島のアメリカのオフィスに直接連絡してくるケースも少なくない。その場合にも、先のように福島氏が病院と連絡を取り合いながら診察や手術を直接手掛ける場合が生まれてくる。

Dr.福島の名は二度のテレビ・ドキュメンタリーへの登場で日本中に知れ渡った。福島氏のもとに直接連絡してくる日本人が格段に増えただけでなく、森山病院のようにそのテレビ番組に登場、協力した病院のほうにも「福島先生に診てもらいたいのですが」という連絡が多数寄せられた。

このように様々な経緯から診察を希望する人たちがDr.福島を訪れる。

手術準備室での打合せは続いていた。外来診察する予定の患者のＭＲＡなどもチェックし、どうすべきかを院長と話し合っていく。

この日、Dr.福島の執刀する手術は三つが予定されていた。外来診察も一〇件近くある。普通では考えられない量の仕事をDr.福島はこの日もこなそうとしていた。

7. もう一つの顔

手術は早い時間から始まった。今日の予定は三つ。うち二つは隣接する二つの手術室でほぼ同時進行で行われる。一方の患者はすでに麻酔をかけられ、手術室に入っていたが、しばらくすると、もう一方の手術室に手術を受ける患者が入ってきた。

Dr.福島はにっこり笑って語りかける。

「〇〇さーん、福島先生ですよ」

患者自身、そして彼を取り囲んでいた医師や看護師たちの輪に、このDr.福島のおどけた呼びかけでどっと笑いが起きた。

「どうですかぁ？　これから手術をしますけれど、世界の福島先生が技術を尽くしてやりますからね。目のほうは見える？　どう？……」

患者のほうも微笑みを返す。立て続けに話すDr.福島の言葉が、手術を前にした患者の緊張感を消し去っていく。

ちなみに、「世界の福島先生なんだから」「もう私がやるんだから大丈夫」といったセリフは、この後もDr.福島はいろいろな場面で口にしていた。こうして文字にして伝えてしまうと、なんだか福島氏が高慢な医者であるかのような印象を与えてしまうかもしれないが、そうではない。

成田空港から東京へ向かう車中、福島氏はこう言っていた。

「医者の態度一つで患者さんはね、天国も地獄も味わうんです。まあ、天国というのは変な表現だけれど、医者が見せた表情や口にした言葉次第では患者さんはものすごい不安にさいなまれる。そんなのちょっと考えればわかるはずなのに、愛情をもって接する医者が少なすぎる」

誰だって患者になれば、「この人だったら治してくれる」という確固たる安心感が欲しくなる。「私が来たんだから大丈夫」「私がこう言うんだからウソじゃない」といった医者のセリフがどれだけ患者の不安を消してくれるかを、この人は知っていて口にしているのだ。

さて、これで二つの手術室が動き始めたわけだが、まずは森山記念病院の医師らが開頭、すなわち患者の頭部を開く処置を進めていく。両方の手術室に顔を出し、Dr.福島は次々に指示を出す。そうしてまた準備室のほうへと戻っていった。「ブラック・ジャック」自らが腕をふるう段階まで、まだ少し間があるのだ。

先ほどまで続けられていた打合せが一段落すると、少し離れて医師同士の会話を聞いていたI氏がすかさずDr.福島に声をかける。

「先生、アメリカの○○先生への手紙ですが、どうしましょう」

それが一区切りすると、さらにI氏が手にしていたノートブック型パソコンをDr.福島に示しながら言う。

「さっき届いたメールです。これがオハイオの放射線科の××さんからので、指示が欲しいそうです。それから、これは雑誌の取材について。あと、こっちは□□さんのところから届いた添付ファイルです。見ますか？」

「どれどれ（国内の他の病院から届いたある患者のＭＲ画像をパソコン上で確認。途端に表情が硬直する）。あ、これはまずいよ。全部（おそらくは脳腫瘍）取らなきゃ命が危ない。すぐ電話して」

Ｉ氏はすかさず電話をかける。その姿を確認しながらも、Dr.福島はパソコンでメールとＭＲ画像を見ながら話し続ける。

「困ったねぇ、どえらく大きい（腫瘍だ）よ。『前に行っていた○○病院では全部（脳腫瘍を）取ったと言われた』って書いてあるけどさ、半分しか取れてないじゃない。電話通じた？」

「どうも席に今いないようです」

「じゃあ、とにかく後からでも連絡をして『至急入院させるように福島が言っている』って伝えて」

そう言い終えるとDr.福島は一つため息をついた。そして吐き出すように、誰に向かって、というわけでもなく語り始めた。

「今回は私は（予定が）めいっぱいだから診てあげられないし、うーん」

驚くほど沈んだ顔を上げると、言い添えた。

「もうね、涙が出ます。どうしてこういうことが起きるのかと」

はっきりとした物言いで、せわしなく、明るい表情で動き回り、喋り続けていた「名医」は、別人のようなテンションの低さで話し続けた。

「昨日の手術も成功しましたよ。さっき、電話で確認したんだけど術後の経過もいいようです。でも、その患者さんだって△△病院（誰もが知っている有名な総合病院）で、二度も手術を受けた人なんだよ。開頭をして、腫瘍摘出をしようとしたけどやりきれなくて、結局そのまま閉じてしまった。治るわけないよね。そして、私が昨日手術をしたわけです。最初から私がやって（執刀して）いたら一発全治できた患者さんですよ。絶対の自信がある。どうして私に言ってくれなかったのか。本当に悲しくなります。もう、そんなこと（事例）ばっかりですよ。どう思いますか」

メールを見た直後の変貌《へんぼう》ぶりにも驚いたが、今のこのセリフを言っている間にDr.福島は普段の表情に戻った。最後は、いつものエネルギーを発散するような語り口で怒りと悲しみの気持ちを見せる。

「私はね、自分の技術とか力に絶対の自信を持ってます。だから、私が手術することで少しでも良くなる人がいるなら、どこにだって行く。そう何十年も言い続けているんです。『私でお役に立てるなら、必ず行きますよ』とね。だけど、結局いくつかの病院以外は声をかけてこない。△△病院だってそうです。きっとメンツがあるんでしょうね。でもね、医者のメンツのおかげで治せる見込みもないドクターに手術される患者さんはたまったもんじゃないですよ。脳なんですよ、あなた。自分の頭を二度も開けられて、それで『治りませんでした』で済むわけがないでしょ」

テンションはいつも通りに戻ったが、その姿は悲しみに満ちていた。

この少し前、I氏からDr.福島の報酬に関わる話を聞いた。「名医」が海外からやってきて、難度の高い手術で執刀するとなれば、普通はけた違いのお金が発生していても不思議ではない、と思いがちだ。ところが、Dr.福島は無償とまでは言わないが、特別料金的なプラスアルファはほとんどもらっていないはずだとI氏は言うのだ。

「福島先生がやったからといって、患者さんから破格な料金をいただくわけにもいきませんし、日本の病院はといえば、経営の苦しいところが多いですからね」

そうI氏は言っていた。

その矢先に、福島氏から先の発言が出たわけだ。「呼んでくれたら行きますよ」のセリフの裏に、金銭欲などかけらもないことがよくわかる。

一連の病院への呼びかけが、功名心を目的にしたものではないことも明白だ。

「役に立てるなら行きますから声をかけてください」

「でも、うちにだって脳神経外科医はいますし、（メンツもあるので）結構です」

ここまであからさまに本音を言う病院はないだろうが、実質的にそんなやりとりが繰り返されてきたのだとしたら、Dr.福島はその都度、焦燥感や無力感にさいなまれたに違いない。「自分には治せる腕がある」「治してほしいと願う患者さんも大勢いる」。なのに、両者の間にメンツばかりを重んじる大病院が存在しているのだとしたら、由々しき問題である。

ちょっとした過誤でも、後々に大きな障害が現れてしまうような手術を行うのが脳神経外科。

日本だけでなく、アメリカやヨーロッパでも脳神経外科医は手術後に訴訟を患者側から起こされるケースが非常に多い。ちなみに、世界随一の手術実績を誇るDr.福島には、抱えている訴訟は一つもない。これまた驚くべき事実である。「医療の素人」以上にプロたちが驚き、尊敬する要素の一つとなっている。

そうこうしているうちに看護師長がやってきてDr.福島に声をかけた。外来診察へ出発である。

漫画に出てくるブラック・ジャックはきわめて冷静で物静かな人物として描かれているが、今私たちの目の前にいる「ブラック・ジャック」は、まったく違う。びっくりするほど人間的で、感情の浮き沈みを無防備なほど見せ、患者のためを思い、熱き心を表に出す。そして、ほんの数秒でまたいつもの楽しげな笑顔を取り戻す。

手術室のある三階から階段を下り、一階の診察室へ行く。歩くのが速い。待合ロビーを通りかかった。今日は平日、しかもまだ午前十時前だが、広々としたロビーの席はすっかり埋まっていて目を奪われた。すると、それに気づいたのかDr.福島は言った。

「この森山記念病院、それから駅前にあった森山病院もそうだけど、個人が経営する病院としては、驚くほど頑張っている病院なの。最新の設備も揃えているし、お医者さんたちの技術や意識も高い。だからこんな早い時間からたくさんの患者さんが来るんですよ。でもね、この病院の経営は盤石なのかというと、そうじゃあない。ぎりぎりのところで必死に奮闘している。森山先生の問題じゃないんです。医療の制度に問題があるんです」

いったい医療制度のどこにどんな問題があるのだろうか？

8．低医療費国家という不幸

これだけはやっている病院がなんでギリギリの経営なんだと思います？　森山先生たちはね、ほんとに必死でやってます。今の日本の状況下で、ここまで患者さんのためになる環境を整えている病院はごく少数しかないんですよ。

なぜか？

日本が世界でも希に見る低医療費国家だからです。

保険制度を筆頭に、日本とアメリカではまったく異なる医療環境にある話は、これまでにも聞いたことのある人が多いはずですね。単純な言い方をすれば、アメリカにいるよりも同等の医療処置をずっと安価で提供してもらえるのが日本の医療保険制度です。国民皆保険という下地自体がないアメリカでは、ちょっとした治療を受けるだけでもそれなりの金額を支払わねばならないケースが大部分になってしまう。「アメリカ人よりも日本人のほうが国によって守られている」といった言われ方をよく聞くのは、こういう側面からなんです。

そして今、この医療費を効率化し、改革しようという動きが日本で起きています。「我々国民の負担する額が高くなってはたまらない」という意見ばかりが耳に入ってくるし、それも大事な問題なんですが、もう少し違う側面にも理解を深めてほしいんです。

全国民が公的な保険に入っている日本では、ほとんどの治療を保険で補えるように国、すなわち厚生労働省が治療行為ごとの金額を細かく決めています。だから皆さんはその決められた金額の内の二割ないし三割（高齢者は除外）を支払えばいい。残りは「保険の支払い機関」である国や企業が、治療を行った病院などに支払うシステムです。

では、そうした制度を持たないアメリカではどうか？

原則として、個人あるいは会社が民間の保険会社と契約をする。毎月の保険料をこの会社に支払うことになるわけですが、その保険内容や支払う金額次第で「診てもらうことのできる病院」、「してもらえる治療行為」などなどが細かく指定されることになります。保険会社に毎月高いお金を払うことができない層が行く病院と、裕福で保険にお金をかけている層が行く病院がまったく違う、という現象もこういうところから生まれているんです。

こうして比較すれば、「国が一律全員を守る」日本に対し、アメリカが「自分のことは自分で守る」環境にいることがわかるはずですよね。発想や法律や文化自体が違うわけです。

ここで、今私が問題だと思っているのは、先の説明で言うところの「『保険の支払い機関』である国や企業が、治療を行った病院などに支払う」金額の少なさなんです。

アメリカでは年間、ＧＮＰの約一五％が医療費として医療機関に支払われています。ところが日本はＧＮＰの七％しか払われていない。つまり半分だけなんです。制度の根本的違いはあるにせよ、この差はあまりにも大きい。いや、むしろ「国民を保険制度で守っている」ことと、「国が医療機関に支払う金額があまりに低い」ことには、あまり関係性はないはずなんですよ。どうしてこういう実態が存在するのか？

例えば「一ヵ月でこれだけガーゼを使いました」と病院は国に申請します。それに見合う金額を支払ってもらえれば問題はないんです。でも、実際はどうかというと「そんなに使う必要性はあったのか？」と追及され、しかも実際に使ったガーゼ代ではなく、国が決めた卸価格に応じた金額が支払われることになります。つまり支払う側のほうに力があって、支払う額をどうにでも決められるような体質がある。その結果がさっきのデータですよ。

双方がフェアならば問題は起きません。しかし、支払う側ができるだけ額を減らそうとした時、受け取る側はなかなかそれに異を唱えにくい空気があるのは間違いありません。中にはアンフェアな申請をして、不正請求する病院が出てくる危険性も生じてきてしまっている。

私はなにもそうしたアンフェアな医療機関をかばおうとしてこう言っているんじゃない。現状、病院が得ている金額が実質かかっているお金よりも少ないことに問題がある。今後患者により良い医療を提供しようと考え、投資をしようと考えても、もらうお金が少ない状況では如何《いかん》ともしがたいんです。しかし、腕のいい医師や看護師などのスタッフを獲得・育成・維持し、最先端の設備や施設、医療機器を揃えられなければ、患者数は減っていく。多くの病院はこのジレンマの中で必死に闘っているんですよ。

こんな風に「お金、お金」と口にすると嫌がられるかもしれませんけどね、例えばアメリカならば新米のお医者さんだって年収二〇〇〇万円や三〇〇〇万円もらっていますよ。ところが日本はといえば、せいぜい二〇〇万円から三〇〇万円程度なんです。実に十分の一ですよ。でも病院にお金が入ってこないんだからどうしようもない。

医者や病院ばかりが不当に儲かるシステムなんて害悪でしかないけれど、医療に真剣に携わっている人たちが、その労働や努力に見合うだけの報酬を得ていないのだとしたら、どうなると思います？　仕事に集中なんてできませんよ。患者さんの身になって何かを考え、精一杯の行動をすることもできにくくなります。

私の持論はいつも根底は一緒です。頑張っている人、頑張っている組織がちゃんとそれに相応《ふさわ》しい待遇と環境を得られること。それが前提なんです。お金のために頑張るんではない。頑張りたいと思う人が、さらに次を、さらに上を目指そうとした時には、それを実現させてくれる環境や、後押ししてくれる待遇が必要なんです。

患者さんのためになる環境作りをしている病院があったなら、そういう病院はきちんと評価されて、きちんと経営を向上できなければおかしい。それを妨げるような制度がこの日本にはあるんです。

患者さんたちが病院や保険にしっかりと支払いをしていても、国が病院に支払う額のほうが正当でなければ、病院は経営を安定させることはできないんです。最初に紹介したようなアメリカの病院の先進性は、彼ら自身の努力が正しく報酬となって支払われているからこそなんです。

人間だって一緒です。金欲しさに不正を行う医療関係者が後を絶たない理由の一つには、医療関係者の経済的不遇があるんだということをもっと多くの人が認識すべきです。きれいごとだけでは人は生きていけません。名医や名病院を生む条件は多様にあるけれども、その中の特に重大な条件の一つが、こうした歪《ゆが》んだ医療費の問題を解決することにあるんです。

なにも全部アメリカみたいにしろ、とは思っていません。国民皆保険というのは患者さんたちにとっては非常にいい制度だと思っていますし、脳ドックのような予防施設での検査行為にも保険が適用されるようになればいいな、と思っています。

今でさえ日本はアメリカよりもずっと安く検査が受けられるわけですけど、さらに多くの人が安価で大切な検査を受けやすくなる。問題は医療機関を守り、育《はぐく》む体制を火急に築かなければいけない、ということなんです。

頑張っているいい病院をもっと成長できる環境にして、もっと増やして、もっといい人材が納得のいく報酬を受けられるようにならなければ、医療行為そのものも良くはなりませんよ。本当に「国民を国が守る制度」として医療制度や保険制度を作るのならば、国民負担額をどうこうしようと論議するだけじゃなく、こういう観点からもメスを入れなきゃダメです。

いい病院といい医者が揃うことで、国民は真に守られる。そうですよね？

9. 名医を育てる

では、どうやったら「いい医者」が育つのか？　制度上の問題や教育環境のことについては後々お話しします。

それとは別に、「じゃあ私に何ができるだろうか」をこの十年、二十年、ずっと考えています。たしかに若い頃は、自分が医者としてしっかりとした力を手に入れることが目標でしたが、やがて強く思うようになったんです。自分がたくさんの手術を経験するだけではなく、より多くの医師に見てもらい、参加してもらうことが重要なんだと。

そんな考えがあるから、今私はこうして各国をまわっているわけですし、アメリカでの経験を求める声を医師から聞けば、無制限と言ってもいいくらい受け入れてきたんです。かつて、三井記念病院にいた頃は、私のもとにいた若い医師をアメリカへ修業に行かせたりもしました。

アメリカのすべてが理想的なわけではないけれど、日本にはない良さが確実にこの国の医療には備わっています。だったら、進んで外から新しいものを知識としてだけでなく、身をもって経験しながら学ぶべきだと思うのです。自分の目でしっかりと見てもらいたいのです。

若い人にいつも言うのは、若い時から諸国漫遊してまだ上向きになるということを実感してほしい、ということ。そして、私の持っているものは、すべて教えるので、少なくとも私と同じか、私よりうまい手術ができなければいけないということです。

私の言ったことはすべて取り入れ、よく聞いたうえで、疑問に思ったり、もっと良い方法があったら教えてください。私はいつでもあなたたちから学ぶ準備ができていますと言っています。

●デューク大学・鮫島哲朗医師の話（宮崎医科大学出身）

私は今、デューク大学で頭蓋底外科手術の研究をし、福島先生のフェローをしています。

先生に最初にお会いしたときは、アバウトでワイルドな典型的な外科医だなあ、なんて思っていました。ただ、手術を見ると本当に繊細で神経質で、徹底して血で汚れるのを嫌う。本当に丁寧な手術をする人だと思いました。皮膚を切って骨を開けて、硬膜を切って、脳のしわを分けて腫瘍に到達するわけですが、ここまでは普通の脳外科医よりはむしろ遅いんです。ステップの一つひとつが慎重。最初見たときはじれったいと思うくらいでした。

ただ、腫瘍に最初に触ってから、取り終えるまではびっくりするくらいに速い。速いけれども辛抱して辛抱して大切に他の神経を保護しながら取っていくのです。

なぜこういった手術が可能になるのか、それは解剖をよく知っていること、周りが血で染まっていないので正常な組織と腫瘍をきれいに見分けることができるからですよね。そして、一番大きな点は〝見分ける目を持っていること〟。先を急がないことで、トータル時間として早く終え抜群の手術成績を可能にしている。それが私が福島先生のもとで一番学んだこと、影響を受けたことだと思っています。あと何年かかるかわからないけれど、福島先生が最後の集大成に至るまでとことんついていこうと思っています。

福島先生は、自分の過去の失敗を素直に認めながら、「それを教訓とするように」と真剣にアドバイスを送ってくれます。福島先生ほど教育熱心で面倒見の良い人はいません。どのフェローも口を揃えて言っています。

●東大医学部助教授・森田明夫氏の話

私が学生の頃は、福島先生は雲の上の存在でした。でも、機会さえあればいろいろ話を聞きたいと思っていました。運良く三井記念病院に研修医として行けることになった時には、同期の塩川（芳昭・現・杏林大学教授）から羨《うらや》ましがられましたよ。

とはいえ「猛烈に厳しい」という評判も聞いていました。実際、厳しかったと思います。でも、私たち脳神経外科医というのは常に患者さんの命を預かるような手術をするわけですから、厳しいのはむしろ当たり前だと感じました。それよりも、福島先生の手術のテクニックや実践に基づいた理論に触れるうちに、強烈な影響を受けていきました。臨床の重要性を早いうちから実感できたことも、後々の自分にとって非常に大きかったですね。ともあれ、臨床を意識し始めると同時に、アメリカへ行きたいと思うようになったんです。アメリカは症例数が日本と全然違いますから。それで先生に相談をしたんです。アメリカへ行って臨床から学びたい、と。

福島先生は大喜びをしてくれました。「それはいい！　絶対に行ったほうがいい！」

と、こっちがびっくりするくらい喜んでくれたんです。そして「一流を目指しなさい」と言われました。「日本の一流じゃない。世界一流を目指せ」「ただの一流じゃない。超一流をめざせ」と言われたんです。

すでに福島先生の推薦でアメリカの名門メイヨー・クリニックに金彪先生（現・独協医科大学教授）が行っていたんですが、この金先生と入れ替わる形で、一九八九年、アメリカに行くことになりました。

結局、私は一九九六年までアメリカに行っていたんですが、福島先生がカリフォルニアからピッツバーグに移られた時、アパートメントに泊まらせてもらいながら手術を拝見しました。もうアメリカに来られて数年が経過していたはずですが、当時はまだ英語で苦労もされていました。簡単にアメリカでの生活になじんだのではなく、ものすごく努力をすることで今のようになられたんだと思います。

だからよけいに私たちのことを気遣ってくれるんでしょうね。その時も部屋に泊まらせてくれただけじゃなく、食べることなど細々とした生活上のことまで面倒をみてくれたんです。その後、今だってそうですが、アメリカへ訪ねてきた日本人の面倒を本当によくみてくれる人です。食べることはもちろん、寝泊まりする場所まで、全部ご自分で提供してくれたりする。厳しい一面もあるけれど、根本的には人を喜ばせることが大好きな人なんですよ。

　野球にたとえたなら、間違いなく福島先生は野茂です。日本人医師が世界で活躍の場を切り拓いていくためのあらゆる道筋を身をもって示してくれました。これは間違いない事実です。だから大事なのは、僕らをはじめ次の世代からイチローや松井が生まれるかどうかなんですよね。

10．「白い巨塔」ならぬ「黒い巨塔」

●十二月二十六日・昼
　二組の外来診察を終えていったん準備室に戻り、手早く手術用の準備を整えたDr.福島は二つの手術室を覗《のぞ》いた。そして双方の医師に新たに指示を加えていく。一方の手術室でメスを握っている井上龍也医師は、東京女子医科大学病院から森山記念病院へ派遣されている若いドクターだ。この日は脳腫瘍《しゅよう》の一種である下垂体《かすいたい》腫瘍の患者を受け持っていた。

「そうそう。これでいいんだよ。よくここまで覚えたじゃない。女子医大に戻ったら堀君に言いなさい。『下垂体腫瘍は全部僕に任せてください』って」

「いや、そんなこと言えませんよ」

と井上医師はバツが悪そうに答える。

Dr.福島が「堀君」と呼んでいるのは東京女子医科大学で附属脳神経センターを担っている堀智勝教授のことである。福島氏とは東大医学部時代からの同期の桜。なおかつDr.福島が「この人ならば」と信頼を寄せる数少ない日本の名医の一人でもある。

ともあれ、堀教授は井上医師の上司ともいえる立場。もちろん最初はDr.福島も冗談交じりに言ったわけだが、彼の答を聞いたとたん、瞬間的に目つきが真剣になった。

「そんなことないよ。言いなさいよ。『福島先生が言えっていうので』って付け加えればいいじゃない。まあ、私の若い時みたいに、なんでもかんでも『俺にやらせろ』なんて言ってたら煙たがられちゃうけど(笑)、キミならそこんとこはちゃんとうまくやるでしょ」

この言葉にウソはなく、Dr.福島は以前こう語っていた。

「ドイツとアメリカの留学後、東大病院で臨床医として一年、助手を二年務めてました。当時東大脳神経外科の教授であった佐野圭司先生は欧米の手術技術をいち早く取り入れられていました。私も欧米で学んだことを導入したので、先輩に批判されることもありましたが、僕の患者さんはほかの患者さんより早く退院し、新しい患者さんも来られるようになりました。

そこで、佐野先生に『下垂体は僕にやらせてください』と頼み『脳下垂体は全部君がやりなさい』ということになりました。下垂体の手術を一つでも多くやるために、専用の機器を抱えて関連病院を回りました。先輩には相当に嫌がられましたけどね」

若き日の福島孝徳氏がズバズバとした物言いゆえに損をした、というエピソードは枚挙にいとまがない。

だが、話題はすぐに手術内容に戻った。

「いい？　これが○○で、これが□□ね、だからこれが……」

自ら器具を手に取り、井上医師に説明していく。

「で、この場合にやり方は二つある。あ、左曲がりのハサミ……」

手術介助を行う看護師からハサミを受け取った福島氏は、

「いい？　こうやってここを……ただし、向こう側に突き抜けたらダメよ。で、ここを……」

一通りを自ら手を下しつつ指示したDr.福島は、すぐにまた準備室へ戻った。「ずいぶん、優しく丁寧に教えるんですね」と声をかけると、

「手術はね、机で考えたって上手にはならない。見て覚えるのも大事だけれど、最後はやっぱり自分でやらなければかんじんなことはわからないんですよ。

私たちの扱っている病気は手術一発で全治というのは原則なんです。リサーチも大切ですが、患者さんが求めているのは手術のうまい医者です。手術のできる人を育てる。手術のテクニックを教えないといけません。

だから彼（井上氏）なんかも有望だから、堀君に頼んでここへ来てもらってる。非常に優秀だけれども、今日の患者さんのような手術は、やっぱり彼にはまだ難しいんです。けれども『最初から私がやるから見て覚えなさい』と言ってしまうんではなく、彼ができるところまではやってもらう。必要な場面ではきちんと僕が教える。そうすることで

医者というのは育つんです。

私は顕微鏡の助手用のスコープ（助手筒《とう》）から見て指導をして手術をさせます。よく日本では、見学をしている教授がメインのスコープから見ていて、助教授など実際に手術をしている人が助手筒から見ているなんていう話をききます。だから『先生が助手筒から見ているなんて信じられない』とか『あんなに長く助手筒に立っているのは先生だけだ』なんて言われますが、手術を実際にしている人がメインのスコープで見るのは当たり前です。危ないところだけ交代して、こうやってやるんだと見せます。

とにかく、この国には一刻も早く優秀な専門医が育たなきゃいけないんです。なんでも私がやってしまうんではなくね、経験も積んでほしいと思うんです。だから、丁寧に教えますよ、私は。それこそ箸の上げ下ろしを教えるかのように、みっちりとね」

そう話している間にも、福島氏は身支度をしている。手術着を脱ぎ、上着を羽織る。また外来診察へ向かうのだ。

次の患者は「ＮＦ―２」という病気を患っていた。遺伝性家族性脳腫瘍、神経鞘腫《しんけいしょうしゅ》と呼ばれる難しい病気で、以前Dr.福島がその腫瘍の半分を手術で取り除いていた。その後の経過は良好のようだ。残る腫瘍の摘出手術を来年にでもやりましょう、という話をし、効果があると思われる脳幹インプラントという処置の内容などを患者の母親にゆっくりと絵を描きながら説明していく。そして診察が終わり、立ち去ろうとする母親に確認もした。

「兄弟はどうですか？　何か症状とか出てませんか？　ほんとはこの病気は遺伝性でもあるので、きちんと検査することを僕はお薦めしますよ」

所要時間は三十分。看護師長に聞いた話によれば、今日のDr.福島は三つもの手術を行うため、外来診察はその合間を見て、ということになるという。そこで患者さんはいつ診てもらえるかがわからないまま、待合いロビーで待つことになる。

「福島先生が本当に優秀なのは間違いないし、だから先生に診てもらいたいって人が大勢いるんですけど、先生の身体は一つしかないし、アメリカに住んでるわけでしょ。患者さんを長時間待たせないためにはどうしたらいいんだろう、と考えるんだけど、うまくはいかない。それが最近の悩みのタネです」

そう彼女は言う。しかし、さらにこう付け加える。

「だけど、ああしてちゃんとゆっくり話をしてくれるのよね。それを見て、また『ああ、すごい人だなあ』って思うのよ」

Dr.福島は患者への愛情に欠ける医師の多さを嘆き続けていた。

「大学病院とか大きな総合病院へ行ったことはある？　だったらわかるでしょ。三時間とか平気で待たせておいて、診察となったら五分で終わり、なんて病院がごろごろあるの。しかも横柄な口の利き方で話す医者が多いでしょ。僕はそういうの本当に許せない。相手は人間ですよ。しかも病気になって困っている人。その人を延々待たせた挙げ句、五分で終わっちゃっていたら、誰がそんな先生を信用します？　自分の病気のことだって納得できないでしょ」

「待たされる」「偉そうな物言いで素っ気ない対応をされる」……そういうイメージを大病院に抱いている人は少なくあるまい。「だから病院は嫌いなんだ」と言う人も多い。リメイクされて放映中のテレビドラマ『白い巨塔』が高視聴率を取っているのも、「大病院にはイヤな人たちが多い」というイメージが払拭《ふっしょく》されていないからかもしれない。

一九六〇年代に山崎豊子の原作が発表されてベストセラーとなった後、映画やテレビドラマも大人気となり、七〇年代に入ってあらためて制作された田宮二郎主演のドラマも空前のヒットとなったのが『白い巨塔』。しかし六〇年代、七〇年代の頃と「今の大病院」の間に隔世の感があったなら、同じストーリーが二十一世紀の今も支持されることはなかったのではないか。

この病院のある女性スタッフも言っていた。

「財前（ドラマ内での主役。外科助教授で手術の名手だが教授になろうと画策をしている）が悪者役で、東（外科教授であり財前の上司にあたる医師）や里見（患者第一を旨とする内科助教授）がいい者役って感じじゃないですか。あれ、どうかと思うんですよね。だって、実際に患者さんの重い病気を治せるのは財前なんだし」

実は、Dr.福島にもかつて教授選で苦い思いをした経験がある。福島氏の気質や生き様次第では「ブラック・ジャック」ではなく「財前」の異名をとってもおかしくなかったかもしれない。でも、そうなっていないのは、Dr.福島がひとえに患者を最優先してきたから。

先の女性スタッフが続けて言った。

「福島先生？　先生はどっちでもないというか、財前たす東、財前プラス里見って感じの先生じゃないですか。ああいう先生がいたら、ドラマみたいなことにはならないのにねえ」

「それじゃドラマが面白くならないじゃん」と同僚に突っ込まれ、「あ、そうか」と笑いが起きた。

Dr.福島も、もちろん『白い巨塔』は知っている。後日、この作品名を話題に出すと、違った視点の話となった。

「相変わらず日本では大学病院の医療ミスが続いているようですね。素晴らしい医者、素晴らしい教授はちゃんといるんですけれど、こういうことが起きてしまう。それはなぜかと言ったら、いまだに多くの大学病院が封建的で意味のない医局制度の中で、政治的なしがらみの中で動かされているからです。まさしく『白い巨塔』に描かれていたような世界が今もある。いや、私に言わせれば『白い』んじゃなく『黒』、『黒い巨塔』なんですよ。

非民主的な閉鎖的社会の中で、論理を無視して権勢を振るう学長や医学部長が残念ながらいます。医局員の中に進歩的な見識を持っている人がいたとしても、そういう人たちは医局の中で潰《つぶ》されてしまう。早くなんとかしなければ、日本の医療は崩壊してしまいます。悲しいことです」

11・ごめんね

この日、四人目の外来は患者本人ではなく、その娘さん一人である。彼女の父親は脳腫瘍を患っている。

「はっきりしたことは言えませんけれど、もしもお父さんの腫瘍が良性ならば、八割くらいは取り除いてしまえます。でも、グレードⅢとかになると八割を取り除くだけでは良くならない。九八％くらい取ってしまわないと、手術をするベネフィットがないんです」

「グレード」とは、簡単に言えば脳腫瘍の良性・悪性を示す組織学的モノサシのことでⅠからⅣまである。いちがいに言うわけにはいかないが、原則的には数字が大きいほど悪性だということになり、生存率も低くなる。彼女の父親には、グレードⅢという非常に危険な腫瘍ができている可能性があった。

「福島先生でも全部取るのは無理ですか？」

「あなたのお父さんの腫瘍はね、場所が悪すぎるんですよ。正常な脳の組織にまで浸《しん》潤《じゅん》してしまっている。組織がまだ機能していれば、ちょっと手足が不自由なくらいでしょうけれど……」

「父は元気なんです。放射線治療も抗がん剤もやって。でも、本当に普通なんです」

「なるほど、じゃあまだ組織は機能しているんですね。ただ結論的に言うとね、半分（腫瘍）を取るとしても無理に取ったら麻痺が出てしまうんです。つまり、無理に手術をしてもベネフィットがないんですよ」

　福島氏が口にする「ベネフィット」とは、手術前よりも手術後のほうが確実に良くなること、を指す。もちろんDr.福島の最大の目標は「一発全治」（一度の手術ですべて治す）だが、病状によってはそれが難しい場合ももちろん出てくる。だから「自分の手術が少しでも患者のベネフィットにつながるならば、喜んで引き受ける」をDr.福島はモットーとしている。だが、同時に「手術をしてもベネフィットがないのであれば、やらない」のも彼の信条だ。

「ということは結局……」

「手術をして、少しでも長生きできるならばやります。でも、お父さんの場合はやっても変わらないんですよ。『神様、なんでこんな病気を作るんですか』と思うけれど、とにかくあなたがた家族は『あと一年、二年の間にお父さんが喜ぶことは何かな』とね、そういうことを考えてあげてほしいんです」

「はい」

「ごめんね。なんとかしてあげたいんだけど……。でも抗がん剤は副作用がない限り続けましょう。それから、まだ確立していない治療法ではあるんですけれど、こういう方法も今考えられているところです。それは……」


この診察も三十分に及んだ。これまでの診察の模様も含め、読んでいる人の中には「もっと何か希望はないのか」と感じた人もいるかもしれない。ストレートなDr.福島の口ぶりを過酷だと感じた人もいるかもしれない。だが、「ブラック・ジャック」でさえも完全に治せない病気がある。残念ながらこれは事実だ。

「名医」と呼ばれるからこそ、彼はいつも困難な病気に立ち向かわねばならない。××

病院や○○病院の医師が「治せない」のに「治せるかのように」手術をした例を先ほど紹介したばかりだ。彼らの行いにDr.福島がいかに怒りと悲しみを感じているかも紹介した。その代わりに彼は、こうして「治せない」ことをストレートに伝える。外来診察は翌日も、翌々日も、複数の病院で行われた。

「世界の福島ならば治してくれるかもしれない」と思って待っていた人たちを相手に。彼が目指す「一発全治」が果たせそうなケースもあったし、手術をすることで「ベネフィット」を得られそうな患者に、翌年以降のスケジュールの中で手術に執刀することを約束もしていた。

しかし、先の娘さんの父親同様「世界の福島」でさえ、現状では治せないケースもあった。彼は、そのたび、そのことをストレートに話していった。どの患者も、どの家族も、Dr.福島の言葉を真剣に聞き、受け止めていたように見えた。取り乱し、感情的になる人は皆無だった。

ただし、先の娘さんの場合にも、そして同様に厳しい現実に触れた他の患者の家族の場合にも、例えば投薬による可能性や、放射線治療の可能性、未確立とはいえ進められている世界最先端の治療技術の存在などをDr.福島は話して聞かせた。どういう良い点があって、どういう良くない点があるのかもきちんと伝えていた。

テレビドラマに登場する「悪い医者」のように「研究材料、実験台として患者を見る」ような視点で、新しい治療法を薦めたわけではもちろんない。「現代医学では無理でも、少し先にこういう希望があるかもしれない」ことを告げようとしていたのだ。

ありとあらゆる「本当のこと」を、医学の素人である患者や家族に精一杯のわかりやすさで教えようとしていた。そして必ずこう言った。

「ごめんね」

「世界一の名医」は患者や家族に謝る医者だった。人は彼のことを「神の手を持つ男」と呼ぶ。でも、実際は神様ではない。それは当の本人がよく知っている。

「謝る名医」は自分が神の領域にまでまだ達していないことを自覚し、それを悔しいと思っている。患者に対して、申し訳ないと思っている。だから謝る。だから六十を過ぎた年齢などおかまいなしに精力的に活動する。世界一という名声など関係なしに、世界中を巡って挑戦を繰り返す。

第2章 人間・福島孝徳

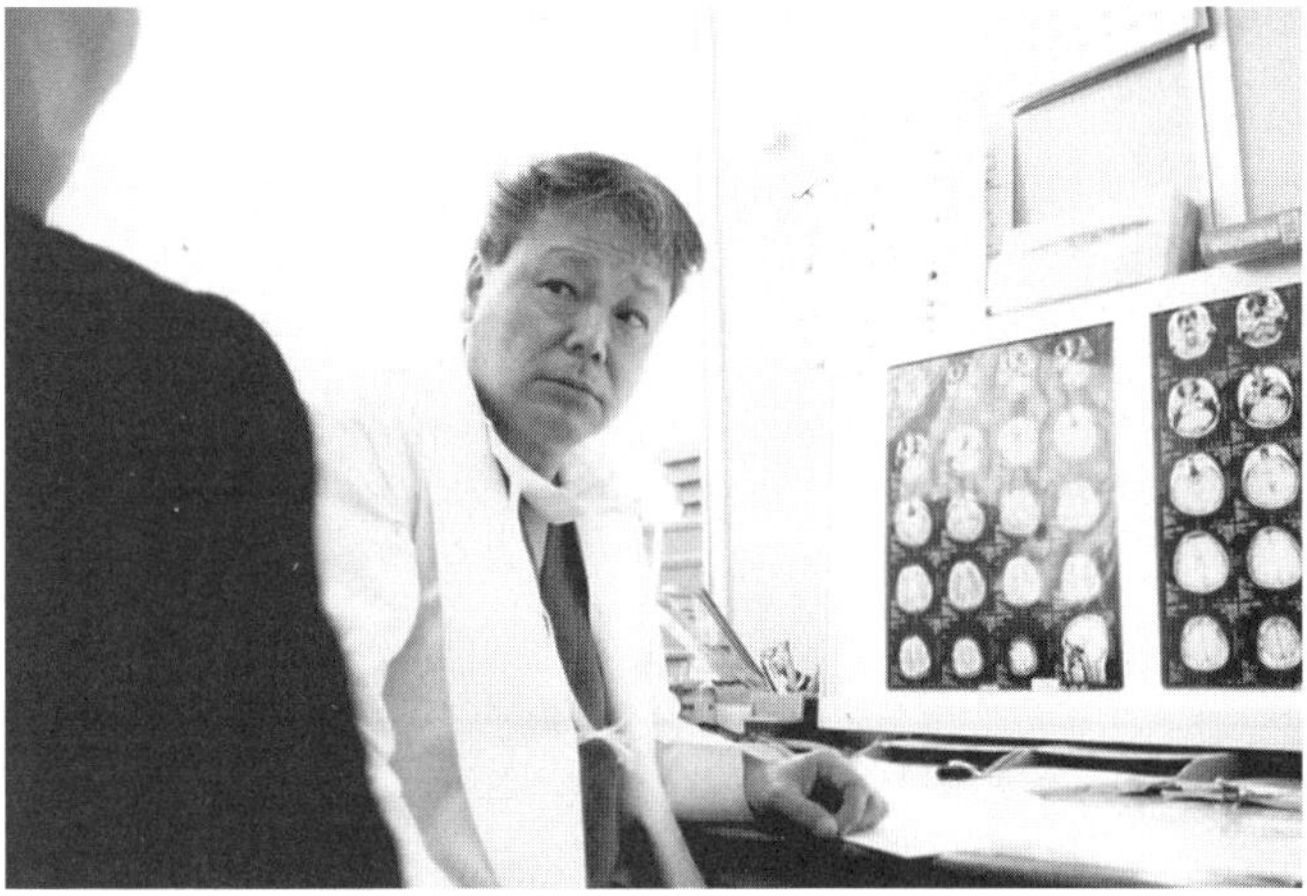

1.「神の子」？　いいえ、ただの不良でした――ブラック・ジャックの生い立ち

一九四二年、私は明治神宮の神官を務める父と、代々神職を務めた家に育った優しく気丈な母のもとに生まれました。家も明治神宮の中にあったんです。

一般の人にはちょっと不思議かもしれませんね。ただ、「神官の子」だからといって、私がとびきりの神童だったかというとそうではないし、イメージとして浮かんでくるような行儀のいい子供でもなかったんです。

一言でいうなら「やんちゃ坊主」、悪ガキですよ。それも相当に悪かった。イタズラばかり繰り返すので、母はしょっちゅう学校に呼び出されていましたよ。挙げ句の果てには、小学校三年生の時、やんちゃ過ぎるということで、転校までする羽目になりました。

どれだけやんちゃだったかというと、例えばストーブを使ったイタズラをして叱《しか》られたりしました。当時はまだ昭和二十年代ですから、学校では石炭ストーブが暖房器具として

備えられていました。僕はそのストーブの排気用の煙突を取り外して、教室の入り口に向けたんです。どういうことが起きるかはわかりますよね？始業時間になり女性教師がやってきてドアを開ける。もうもうたる黒いススが教師の顔を直撃……。

こんなことを毎日考えては繰り返していたんです。今となっては他愛のないイタズラにしか聞こえないかもしれませんが、やはり当時の学校では問題になりますよ。それで、とうとう転校せざるを得なくなったんです。

母親は毎日のように嘆いていました。でも、私は母親が大好きでした。「お婆ちゃん子」という言い方はよく聞きますけれど、私の場合は言ってみれば「母親っ子」です。

父のことは心から尊敬していましたけれど、誰になついていたのかといったら母親なんです。まあ、母のほうも父に負けず劣らず厳しかったんですが、それでも懲りずにやんちゃをしていた。それが私の少年時代です。

ただし、小中高を通じて成績のほうはピカイチだったんですよ。ついたあだ名が「一夜漬けの福島」。皆にそう呼ばれていました。勉強なんてろくにしなかったんですが、試験前になると教科書を丸ごと覚えてしまうような勉強のしかたをして、それでいい点が取れていたんですね。

ところが、一夜漬けが通用しない科目もありますよね。例えば美術や工作。それらはとりわけ得意だったんですよ。これはもって生まれたものなんでしょうねえ。普通の科目の勉強は嫌いだったけれど、美術や工作は本当に好きでやっていたし、作ったものが学校や地域で賞をもらったりもしていました。

今になって考えれば、こういう手先で何かをするのが得意だというのは、手術にも通じているのだと思います。親に感謝するばかりです。

さて、成績はいいのに素行が悪い、という状態はずっと続きました。

小学校を出て中学に入っても変わらなかった。いや、むしろ大きくなるにつれて悪くなっていったのかもしれません。悪ガキがそのままグレて不良少年になったんですよ。中学時代、年上の高校生のお姉さんが好きになって海水浴に行き、帰ってこなくて母にこっぴどく叱られたりね。私には兄貴がいたんですが、その兄がまたワルでして、僕が高校生になった頃には二人して新宿の街を昼間からうろついていました。

ただし、ケンカばかりするような蛮カラな不良ではなかったんですね。その正反対。とにかく軟派な不良で、女性のことが大好きな遊び人でした。どういうわけか、年長の女性によく可愛がられもしました。そうこうするうち、高校二年生の頃に大好きな女性ができまして、家を出てなかば同棲みたいなことを始めてしまいました。でもね、本当にこの人のことは大好きだったんです。変な言い方かもしれないけれど、ある意味、純愛だったんです。でもまあ、そんなこと言ったって高校生ですから、まわりが「はい、そうですか」で済むわけがない。大騒動になってしまいました。

いどころがわからなくなった放蕩《ほうとう》息子を探しに探して場所を突き止めた母親が、まずは一人で同棲をしていた部屋に乗り込んできました。この時は、大あわてでなんとか押し入れに隠れて逃げおおせたんですが、数日後、今度は母親が叔父も連れて出直してきた。これには参りました。

今度はすぐに見つかってしまって、「こら、孝徳、出てこい！」とね。たっぷりお灸《きゅう》をすえられちゃいました。母親っ子でありつつ、私はこの叔父も大好きでした。ところが、この叔父もまたご多分に漏れず厳しい人だったんです。そして、仕事は開業医だった。彼は不良の甥っ子を一喝し、こう詰め寄ってきたんです。

「孝徳、今ここではっきりさせろ。このまま不良を続けてヤクザになるのか、それとも改心して医者になるのか。さあ、どうするんだ」

たしかに叔父の人格は好きだったし、よく遊びに行った病院では看護師やスタッフに可愛がられ、嬉しかった。そして医者という仕事自体にも叔父を通して関心は持っていました。困っている人を救う仕事を素晴らしいと思っていたんです。

そこへ、この時のようないきさつも手伝って、知らぬ間に医者を本気で志すようになっていきました。隠れていた部屋で苦し紛れに「医者になります」と答えたのは事実ですけれど、もうこの時期には自分の中にも「医者になりたい」という気持ちは芽生えていたんですよ。

ただ、そうは言ったって、今までろくに勉強してなかった不良高校生が医学部に簡単に受かるわけはないですよね。一浪をした後、東大の医学部に入りました。さしもの「一夜漬けの福島」も、大学入試には手こずったというわけです。

ところで、現在の私の趣味はといえば、三ヵ月に一度くらいしか行けないのが悲しいんですが、ゴルフに熱中しています。アメリカへ移り住んでから覚えたので、上達するには至りません、ともかく楽しい。

そして、そのゴルフよりも長く親しんでいる趣味の一つが、ドラムの演奏です。今も大きな学会があるたびに、皆を前にレセプションとして演奏をするんです。脳神経外科医ばかりのジャズバンド、そこでドラムの腕前を披露する。

これはちょっと自慢しちゃいますねえ。なんてったって、練習なんてろくにできない忙しさですけれど、そこは昔取った杵柄《きねづか》。即興でも何でもバッチリ決めますよ。二〇〇三年の春にハワイで学会が開かれた時には、ジャズだけでなくハワイアンまで演奏しました。そして、この時のライブパフォーマンスをＣＤにもしたんです。

ドラムを始めたのは高校生の頃でした。当時はジャズが最も先鋭的な音楽でしたから、兄と新宿をうろうろしている時にもあっちこっちから聞こえてきます。その自由な演奏スタイルに魅せられてしまったんですね。

「こうしなきゃいけない、これをやっちゃいけない」、なんてつまらないルールがジャズにはないんです。ジャズはハートなんです。私にぴったりじゃないですか。でもね、ドラムってのは普通はとても難しい楽器です。だって二つの腕と二つの脚、四つがまるで違う動きをするんですからね。ただ、今になって思えば多少なりとも手術の技術にも通じる楽器をたまたま選んでいたんですね。

ともあれ、どうしようもない不良が一応東大に入ったわけですから、父も母も安心したようです。まあ、本当を言うと、遊びほうけていた時代はもう少し先まで続くんですけれども……。

2. 闘争世代の青春

では東大に入ってからの福島氏はどうだったのだろう？

「それがねえ、前半はやっぱり遊んでばかりでしたよ。駒場なんてほとんど行ってなかったんじゃないかな。青春は二度と来ないという感じでやっていました」と苦笑する。

ところでこの時代、福島氏には大きな出会いがあった。同級生、堀智勝氏との出会いである。堀氏はこれまでにも紹介した通り、現在は東京女子医科大学の教授となっている。

「僕が『ホリ』で、彼が『フクシマ』でしょ。学生時代は五十音順でまとまることが多かったので、そのたび彼が近くにいて、いつの間にか親しくなっていったんでしょうね」

東京女子医大附属脳神経センターを訪ねると、堀氏はこう教えてくれた。

「僕は準硬式野球部に入っていましたから体育会系ですね。いっぽう彼は高校生の頃からジャズのドラムをやっていたので、早稲田まで行って、そこのジャズバンドに参加したりしていました。とにかく女性にモテる男でしたよ。脚が長くて見た目も良かったし、なんといってもあの当時から口が達者だったから（笑）」

なるほど、Dr.福島が自己申告した通り、相変わらずの軟派ぶりだったのである。さらに堀氏は続ける。

「スキーに夢中になっていましたね。彼が山小屋を借りて、一緒に行くとなぜか毎回のように複数の女性も来ていた。いつも違う女性たちがね（笑）。まあ、それはさておき彼はあの頃から何かに夢中になると、徹底的にやりましたよ。スキーをうまくなりたいと心に決めたら、冬の間スキー場でアルバイトをしながら特訓したりしました」

「徹底的」「没頭」という言葉は、堀氏に限らずDr.福島を知る人が、その人間性を語る時に頻繁に使われる。

さて、やはり気になるのは「どうして福島氏が脳神経外科を選択したのか」だ。先にDr.福島自身が教えてはくれたのだが、あらためて聞いてみた。

「僕はけっこう早くから脳神経外科に行こうと決めていましたが、彼は心臓外科とかがんに興味があったようですね。でもある日、彼が『きみ、脳神経外科の何が面白いんだ?』と聞いてきたので、僕なりに話をしたんです。そうしたら、いつの間にか彼も脳神経外科に行くことにしたみたいですね」

時は昭和四十年代。昭和四十一年頃から徐々に学生運動の芽が動き始める。インターン制度廃止をめぐって学内は騒がしくなり始め、その後、安田講堂立てこもりなどに発展していった。堀氏と福島氏はそんな歴史的紛争のさなかに東大にいた。満足のいく学習などできるはずもない。学生の心には苛立ちや怒りが沈殿し、それが噴出、学園内は荒れ果て負傷者が続出するようにもなる。昭和四十三年、形としては卒業になったものの、研修制度も大幅に変更され、落ち着かない日々が続いた。

こうした時代を背景に堀氏と福島氏の縁はさらに深くなる。

「卒業して東大の医局に入ると、昭和四十四年から二人一緒に警察病院で研修を受けることになりました。ここからまた四〜五年一緒でしたね。一応、医師免許は獲得しましたから、研修の間も病院の当直とか、血管撮影といったアルバイトを二人で半々に手分けしながら生活をやりくりしました。たしかに疲れていましたけれど、エネルギーが溢れていましたね。本当の意味で苦楽をともにして親しくなったのはこの時ですよ」

そう語る堀氏は、昭和四十八年にフランスへと留学。福島氏のほうは同じ年、ドイツのベルリン自由大学へ向かった。ここからはそれぞれ異なる地で脳神経外科医としての人生を歩むわけだが、事あるごとに会い、議論し、励まし合う関係が今なお続いているのだ。堀氏は続けてこうも語った。

「彼は女性にはモテたし、親しくつきあう人間も大勢いました。けれども、彼のことを嫌うヤツも少なくはなかった。まあ、たしかに際立った人格の持ち主ですから、好き嫌いがはっきり分かれてしまうんでしょうが、僕も友人に『よくあいつとつきあえるな』なんて言われたりもしました」

「際立った」のは性格ばかりでなく、行動にも表れていたと堀氏は言う。

「彼は不思議ですよ。三日くらい寝なくても平気なんです。その逆もある。学生の頃も三日間学校へ来ないことがあって、『何をしていたんだ?』と聞くと『ずっと寝てた』(笑)。食事も数日全然しなくても平気なんですが、いざ食べる時にはびっくりするくらい食べる。医学上はあり得ないはずなんですが、寝だめ、食いだめが彼はできちゃう人なんです」

後々、福島氏が教授選の渦中にあった時も、堀氏はその一連の趨勢《すうせい》を間近で見聞きしていた。

「たしかに教授選云々《うんぬん》についてはいろいろありました。結局彼は教授になれなかったんですが、いまだにそれを引きずっているとは思いません。リベンジのような気持ちはさらさらないはずですよ。そもそも我々医者の本当のエネルギー源は、難しい病気の患者さんを治すこと。それで患者さんに喜んでもらうことですから。そういう気持ちを人一倍彼は強く持っています。とにかく、言いたいことをずばずば言ってしまうあの性格は損をします。今、この人にそんなことを言わなくても、というようなことを平気で言ってしまう(笑)。だからいまだにリベンジの気持ちがあるんじゃないかとか、疑われたりもするのでしょう。でも、治してもらった患者にとっては彼は神様だろうし、それが彼を支えているはずです。ただ、まあものすごく人間臭い男ですよ。ジェラシーも強いし、喜怒哀楽も激しい。僕に言わせれば、彼のそんなところが魅力なんだし、好きなんですけどね（笑）」

3．もう一人の「父」との出会い——訪れた転機

東大に入り、脳神経外科を選択した福島氏は後の人生を大きく変える大恩人と出会うこととなった。現東京大学名誉教授の佐野圭司氏だ。

佐野氏は東大で十九年間教授を務め、東大医学部脳神経外科の初代教授ともなった人物。退官後に名誉教授となるが、帝京大脳神経外科の拡充にも貢献し、日本学術会議会員も務めた。昭和六十一年からは富士脳障害研究所の理事長と同附属病院院長を兼務、他にも数々の要職にある。つまりは、日本の脳神経外科の開祖であり、八十歳を超えた今もトップに立ち、世界中で「日本に佐野圭司あり」と名を轟かせている人である。

Dr.福島はこの佐野教授（当時）のもとで学生時代を過ごした。そして、医局入りとともに、佐野氏の弟子となったわけであるが、当人によれば「その程度で語り尽くせる存在じゃない」とのことだった。

「私の父ですよ。社会の父、というか、医師としての父というか、ともかく私の人生を変え、支え続けてくれている大恩人なんです」

当然のごとく、多忙な毎日を送っている要人である。Dr.福島からは「是非、佐野先生にも話を聞いてください」と言われたものの、取材しようにもそう簡単には行くまい、と思っていた。しかし、二つ返事で佐野氏は快諾してくれた。

実は、福島氏の同期であった堀教授も、一番弟子であり後輩でもある田草川《たくさがわ》豊《ゆたか》氏（現・三井記念病院脳神経外科部長）も、「佐野先生はとりわけ福島先生を可愛がっていた」と言っていた。

「いやいや、そりゃあまあ彼のことは可愛いですけれど、私が直接教えた教え子は皆可愛いですよ」

と、佐野氏。

「昭和四十三年卒業組は、いわゆる闘争世代。いろいろ大変な環境にいたはずなんですが、福島君だけでなくクラスが皆優秀だったことを覚えています。もちろん学生の頃にも私の講義を聴いていたと思いますが、彼と近しくなったのはやはり医局に入ってから。とにかくよく動く、アクティブな子でした」

どこまでも温和な表情と声で話す。

東大を卒業した福島氏が医局に入ったのは二十六歳の頃。当時の福島氏もまた、この何とも大きくて温かなオーラに魅せられたのだろうか？　そんな話題をちらりと出しても、佐野氏はにっこりと笑うだけだった。

「まあ、外科医というのはそういうものですよ」

そう言って、またあの大きなオーラで笑うのだった。

ともあれ、福島氏はこう恩師・佐野氏を表現していた。

「世界の脳外科の重鎮として知れ渡っている素晴らしいお医者さんだというのはもちろんですけれど、医学だけでなく、すべての自然科学、芸術に通じている人だったんです。ドイツ語やフランス語も堪能《たんのう》で、世界のどこへ行ってスピーチしたって拍手喝采を浴びてしまうような大きな大きな人。それになんと言っても愛に満ち溢れた人でした。東大闘争中には心ない学生から『佐野、やめろ』なんて理不尽で汚い言葉を投げかけられたりもしたんですよ。なのに先生は、その学生のことだって親身になって可愛がっていました。僕はそんな先生のありとあらゆる部分に魅せられたし、『この人みたいになりたい』と本気で思いました。この先生がいなかったら、今私が脳外科医を続けているかどうかだって怪しいもんなんです」

　さて、研修を終えた福島氏はやがてドイツ（ベルリン自由大学）、そしてアメリカ（メイヨー・クリニック）へと学びを求めて旅立った。もちろん、そうした留学の折には、師である佐野氏が密接に関わってきた。当時を振り返り、佐野氏はこう語る。

「ドイツ留学中は名高いウンバッハ教授に可愛がられたようですね。その後、福島君が『臨床をやりたい』という希望を言ってきたので、次にアメリカのメイヨー・クリニックに送ったんです。ここでは今、ＷＦＮＳ（国際脳神経外科学会）の会長を務めているエドワード・ローズにやはり可愛がられていました。つまり、海外で素晴らしい人に出会い、彼らの影響を受けたんです」

　これまでに話を聞いてきたどの人も、福島氏のことを「好きな人と嫌いな人が両方いる」と言っていた。だが、福島氏は留学中に出会ったこの世界の大物医師らには非常に気に入られたようだ。

ドイツからアメリカと合計五年間に及ぶ海外生活を終えて帰国したDr.福島は、一九七八年から一九八〇年まで、東大病院に身を置いた。その当時のことを福島氏はこう語っていた。

「私は東大闘争の時代の卒業生だから、すぐには東大でやらせてもらえなかった。最初はドサ回りばかりでしたよ。でも、そういう環境下でも人が驚くぐらいの手術件数をこなして、実績も上げました。学生時代はたしかに遊んでばかりでしたが、医療の現場に出て、実際に患者さんを持つようになってから『これはたいへんなことだ！』と自覚したんです。実際、患者を持つということの責任は重大なことです。同時に佐野先生みたいな偉大な方にも出会えて本当に必死で学んだんです。なのにドイツ、アメリカから帰ってきて、日本でやるようになってビックリしたんですよ」

当時の先進的な欧米の脳神経外科を肌で感じ、学び取ってきた福島氏は、日本とのギャップに驚いたのだという。そして、なんとか自分が手にした知識と技術を日本の現場に活かそうという努力を始めたのである。だが、そんな彼のことを快く思わない人たちがいたという。

「まあ、一言でいえば異端児扱いというんでしょうか。嫉妬もあったんじゃないですかね。でも、日本全国の多くの医師に言いたい。明治維新の志士たちの気持ちを思い出せ、と。外に新しいものがあるのなら、それを進んで取り入れよ、と。そうすることこそが患者さんたちのためになるんだ、とね。当時は先輩相手にもそういうことを面と向かって言ってたから余計に嫌がられたんでしょうけどね」

この時代は、よけいなストレスを感じたと福島氏は振り返る。ただし、佐野氏はちょっと見解が違うようだ。

「いや、東大時代も別に彼は嫌われていたわけではないんです。そこは誤解してほしくない。まあ、とにかく元気のいいアクティブな男でしたから目立ってはいたかもしれませんがね」

そうして一九八〇年、福島氏にまた大きな転機がやってきた。三井記念病院脳神経外科部長に就任するという話である。これを薦めたのも他ならぬ佐野氏だった。

「東大に戻った私を救ってくれたのはやっぱり佐野先生でした。本当に親身になって可愛がっていただきました。周囲の連中は『佐野先生ほどの人がなぜあんなハミダシ者を可愛がるのかわからない』というような様子でしたけどね（笑）。でも、佐野先生はちゃんとどうすべきかわかっていた。だから『福島君は外でどんどん新しいものを自由にやっていったほうがいい』と言ってくれたんです」

それが三井記念病院へ行く話だった。Dr.福島は当時三十七歳。大病院の部長医師になる年齢としては若かった。

「『そんな若造をどうして部長に?』くらいのことを病院側が感じたとしても不思議じゃないんです。でもね、佐野先生は直々に私に付き添って病院へ来てくれて、『彼には優れた腕がある。私が保証する』とまで言ってくれたんです。天下の佐野先生が直々にそう言うんだから、これで決まりでした」

この頃の話をすると、佐野氏はこう話してくれた。

「三井を薦めたのは、純粋に彼には臨床の力があったからです。欧と米を見て彼が培った力は確かなものだった。それを東大でもしっかりと見せていたから、さらに彼の力を活かす道として薦めたわけです。病院にだって本当のことをそのまま伝えただけですよ」

大きな転機がまたやってきた。若き部長医師・Dr.福島の誕生である。

「まあ、三井へ行っても相変わらずアクティブで、それに猛烈な部長先生だったようですね(笑)。『脳外科医ってのは休んじゃいけませんよね』とか言いながら、部下の医師を家に帰さなかった」
佐野氏はまたも楽しそうに笑うのだった。

4. 年間手術数九〇〇

それでは、ここで三井記念病院の現在の脳神経外科部長、田草川豊氏の話を紹介しよう。田草川氏はDr.福島が部長だった時代の部下であり、福島氏もまた「私の一番弟子です」と公言する存在だ。福島氏が後述する鍵穴手術の確立を急いでいた時代であり、年間九六〇もの手術を行っていた時代を最も身近で見ていた医師である。はたして「一番弟子」が語る福島孝徳とは？

――他の脳神経外科医と全然違う部分というのは？

あの人はいくつも「すごいところ」を持っています。とうてい真似できないすごさがいっぱいある。特にエネルギーが枯渇しないところは、生来のものなんでしょうね。もちろん私も影響を受けましたから、時には休みたいと思ってもそうしなかったりするようになりましたけれど、もともとの部分が違うんだと思います。

とにかく、あのバイタリティはすごいですよ。手術だって、普通の人はせいぜい一週間に一つ二つです。年間にして一〇〇もやったら「すごく多いですね」と言われますよ。それなのに九〇〇以上もやってしまう。一日で八つもやったことだってある。やっぱり普通じゃないですね。

――それほど手術件数があるということは、三井記念病院には多くの患者さんが来ていたってことですよね？

たしかに、当時もう福島先生の名前は世界に轟いてましたから患者さんは多かったし、手術も多かったのは事実です。でも、それだけで年間九〇〇なんて数字にはなりませんよ。だって一年って三六五日しかないんですからね。当時、手術の数でランキングを作っていたなら、一位は間違いなく福島先生ですけれど、二位の人がどんなにたくさんやっていたとしても、三〇〇くらいだったはずです。段違い、ケタ違いなんですよ。

――というと、当時の福島先生は他の病院でも手術をしていた？

そうです。あの頃は手術をする日が週に二回決まっていたんですね。その日にはもちろん先生はいますし、朝から夜中まで手術をしていることも多かった。でも、手術日以外はいなくなっちゃうんです。ほんとですよ（笑）。今じゃ笑い話になりますけど、部下だった私はたまったもんじゃなかったんですから。

結局、日本中あちこちへ行ってたんですね。ここ（三井記念病院）で年間六〇〇の手術をしながら、別の複数の病院で三〇〇近くこなしていたんです。医者の仕事は手術だけじゃないでしょ、と言いたかったけれど、福島先生を呼んでまでしてもらいたいってことは、相当に難しい手術のはずなんです。先生がよそですることでたくさんの人が救われるんだと思ったら、言えなくなっちゃいましたよ（笑）。

――当時すでに世界的に名が轟いていたという話でしたけれど、本当ですか？

本当ですよ。海外からも患者さんが訪ねてきましたし、患者さんと同じくらい「福島先生の手術を見学したい」というお客さんも大勢来ていました。世界中からね。学会で海外に行って、そこで私が「三井記念病院から来ました」なんて自己紹介すると、いろんな国の関係者たちが「ああ、タカがいた病院ですね」という反応をするんです。

――ただ、今でこそ英語が堪能な福島先生も、アメリカへ移った頃にはあまり流暢《りゅうちょう》には話せなかったって聞いてますが？

医者は言葉なんかより、どれくらいの手術をやって、どんな成果を上げてきたかで決まるんです。喋れるかどうかなんてことより、治せるかどうかでしょ。

とにかく羨ましいです。珍しい腫瘍、難しい病気をすでにいくつも先生は治している。私がどんなに頑張ったって、そこまで経験できません。なんといっても腕がいいから、難しい状態の患者さんは「福島先生じゃなければ治せない」ということで、集まってきます。ただ、もしもそういう状況を得たとしても並の医者だったら結果を恐れてしまいます。「難しい症例の手術はやりたくない」という心理も働くものなんです。経験しないとうまくなれないことはわかっているし、難しい腫瘍を治せば実績につながるとも思うし、何より目の前にいる患者さんを救ってあげたい、と願うんですけど、失敗したらどうしよう、という思いのほうが強くなれば、経験できずに終わってしまう。福島先生は、恐れず挑むし、結果として成功させてきた。そこいらへんが普通の医者との違いです。

先生がアメリカへ行くことが決まり、私が後を継ぐことになった時も言われました。

「現状に絶対に満足しちゃダメだよ」

と。そもそも、手術というものに完璧なものなんてないんです。成功した後でもたいていは「うまくいったけれど、あそこは手こずったな。なんでだろう」という思いが残ったりする。凡人の医者はすぐにそういうことを忘れちゃうんだけれど、福島先生は執念深い（笑）。どんなに細かなポイントでも忘れないんです。そうして、「どうすればもっとうまくいくんだろう」と追求していって、次の手術の時にはそれを解決していたりする。しかも、誰も考えつかないような手法で解決してしまう。常識の範囲を超えてるんですよ。

――今、若い先生に優しくしているところを見て、羨ましくなったりしませんか？

あ、もう今はそんな昔のこと、どうでもいいです。それよりも、あの先生の後進を育てようとする情熱に感動しちゃいますよ。当時の先生は手術だけじゃなく、あらゆる場面で無茶なことをしてしまう人でしたし、心に思ったことはその場で平気で口にしちゃう人でしたから、あの人を尊敬していた人も多かったけれど、煙たい存在だと思っている人も少なくなかった。要するに敵もいっぱいいたわけです。

なのに、例えば東大で今、助教授をしている森田君から相談を受ければ、即座に「じゃあアメリカのメイヨー（先にも紹介した世界を代表するクリニック）へ行って勉強してこい」と言って、推薦状を書いて渡してました。独協医科大学で今は教授をしている金君も福島先生がメイヨーに送った人の一人です。優秀な若手にはとりわけ優しい先生でしたよ。当時からね。福島先生がいろいろ後ろ盾になってあげていました。

だいたい、私のことだってそうです。福島先生が突然アメリカへ行くと言い出して大騒ぎになったんですが、結局決意は変わらず、後任の部長を選出しなければならなくなりました。当時、私はまだ三十九歳という若さでもあったので、後を継ぐことには病院も難色を示していたんです。でも、福島先生が「私の後を任せられるのは田草川以外にはいない」と強力に推してくれた。そのおかげで私は今のポジションに就くことができたんです。だからというわけではありませんが、やっぱり私にとってあの人は親以上の大きな存在なんですよ。いまだに私にはおっかない人ですけどね（笑）。

5.「風雲児」との出会い

三井（記念病院）にいた頃の私は、とにかく手術、手術の繰り返しでした。佐野先生の強い推薦があればこそ、この病院の部長医師になれたわけですし、この時代に私が経験したことは今も医師としての礎《いしずえ》になっています。だからやっぱり、佐野先生には感謝の言葉しかない。

とはいうものの、病院にはそれぞれのスタイルや考え方、システムというものがあります。三井は歴史ある有名病院ですから、できることとできないことがはっきりしていました。例えば私はアメリカでも経験してきたような、複数の手術をいっぺんに進行できるような環境が欲しかった。病院内のシステムさえ改革すれば、病気で困っている患者さんを多数治療することは可能なんです。それから、先進の手術を実現するには道具も必要でした。ですから、部長となってから数年の間は手術を多数やりながら、同時に病院内の様々なシステムや環境を変えていくこともしました。

病院内でも、当初は「本当に三十代の男に部長が務まるのか?」ぐらいの気持ちはあったはずです。でも、成果が上がっていけば評価も変わります。海外からも有名な医師が続々と見学に来てくれました。そうしたことも手伝って、三井の手術例はみるみる増えていきました。猛烈に働きましたね。

ただ、若さゆえといいますか、今よりもずっと厳しかったとは思いますね。特に最初から私の部下となってくれた田草川君には、ものすごい勢いで叱ったりしてました。それでも結局僕のそばから逃げ出さなかったんだから、彼もすごい男ですよ。三井では最終的に四〇人くらいの医師を育てたつもりですが、やっぱり彼が一番弟子ということになるのかな。三井時代の後半になって金君（現・独協医科大学教授）や森田君（現・東大助教授）も来たけれど、その頃にはだいぶ丸くなっていたはずです。

でも、三井の中だけで手術をしていても、私の成長欲求は満たされませんでした。アメリカならば、今の私がそうであるようにともかく臨床を優先して次々に手術をしていくことができる。自分自身の経験も深まるし、何より多くの患者さんを治すことができる。日本の有名病院の部長先生になって、海外からも患者さんや見学者が来る、となればふつうはそれで満足したりするのでしょう。私もあの頃、あそこにゆっくりしていたら、今頃はそれなりの地位に就いていたかもしれない。けれども、「もっといい処置方法があるはずだ」「もっと難しい病気も治せるはずだ」という気持ちがどうにもおさまらない。

嬉しいことに日本全国の病院から「福島に手術してもらいたい」という要請も来るようになっていました。だから、迷うことなく、時間さえあればよその病院にも行って診察や手術をするようになりました。この頃から「旅から旅へ」の生活は始まっていたんですよ。三井で年間六〇〇の手術をしながら、他の病院で三〇〇の手術もした。その結果が年間九〇〇という数字です。

そして、そんな中で出会ったのが今、財団法人脳神経疾患研究所（総合南東北病院グループ）の理事長をしている渡邉《わたなべ》一夫さんです。私のモットーは「手術一発全治」と「すべてを患者さんのために」ですが、なんと渡邉さんもまったく同じ考え方の持ち主だった。当時から大学病院の偉い人なんかと侃々諤々《かんかんがくがく》の言い争いもしていた私にとって、非常に貴重な同志が生まれたような気分でした。違う点があるとすれば、彼はその後、医師として手術台で革命を起こすのではなく、病院経営者としてこの国に変革を起こしている。私のほうは、当時と変わらず手術の可能性をひたすら追い求めています。でも、選んだ道や方向は違えども思うところは互いに変わっていません。

彼が経営する病院は今や日本でも最大級。設備もスタッフも非常にハイレベルです。先にも話した通り、日本では個人や特定の法人が経営する病院がなかなか円滑に経営努力を結果に結びつけにくい弊害が制度的にある。それを乗り越えてここまで来たわけです。だから、私は彼のことを「日本医療界の風雲児」と呼んでいます。しかも嬉しいことに、彼の病院の入り口のところには「すべては患者様のために」という院是が貼りだされている。同志というよりは義兄弟のようなものですね。

そうは言っても、当時は二人ともお金がなかった。志は高いけれど、まだまだ道遠し。

無一文からスタートして小さな病院を建て、そこからせっせと大きくしていった彼のため、微力ながら借金の保証人を買って出たりしていました。

その彼が、二〇〇四年春、おそらく日本最大級となるＰＥＴ（陽電子放射断層撮影装置）センターをスタートさせます。すごいことです。世界の脳神経外科の先頭を行こうかというウエスト・ヴァージニア大学のトップまでが「是非見せてくれ」と、私に言ってきましたよ。そんな施設を彼は作るんです。だから「風雲児」なんです。

6. アメリカへ――異国が教えてくれたもの

十年を超える三井記念病院での実績も加わり、脳神経外科医「福島孝徳」の名はさらに世界へと知れ渡っていった。

しかし、それは同時に福島氏自身が日本の医療、医療をめぐる人々などに対して疑問や怒りを募らせていった日々でもある。世界の国々からは賛辞が寄せられ、高い評価も受けている。なのに母国では、味方もいるが彼の存在をよしとしない人々もいた。しかるべきポジションに立ち、発言力や影響力を強化したいと願っても様々な妨害にあったりもした。

そんな折もおり、彼を高く評価するアメリカの南カリフォルニア大学から臨床教授就任の依頼が届いた。猛烈に働き続けていた当時四十代末の名医の心は揺れた、何度も佐野氏のもとに相談に行った。

佐野氏はこの時、どう考えたのだろうか。

「アメリカ行きのきっかけになったのは南カリフォルニア大学の引き抜き話ですが、これはすごいことなんですよ。基礎医学ではなくて臨床の教授としてアメリカの一流校が招きたいと言ってくれるなんてことは、日本の医学界でも滅多にないことでしたから」

アメリカでは手術の名手は高い評価を受ける。「治せる医者」がいるかどうかで、患者からの病院の評価が変わることを知っている。高度な臨床教授がいるかどうかで国際的な注目度も変わる。だから医師には手術に専念できるような環境が与えられるし、その中で医師たちは経験を積んでいける。

一方の日本では、先にDr.福島が言っていたように臨床実績よりも論文の数や、人脈が医師の地位を決めてしまう状況が続いている。だからDr.福島のように臨床を重んじる医師は少なく、当然の結果として海外の有名大学から「臨床教授」就任を打診される日本人ドクターも希だったわけだ。佐野氏はこれを誇るべきこととして受け止めたのである。

「彼はあの時点でもうすでに他の追随を許さない素晴らしい手術ができる男でした。彼のためを考えたなら、もっと思い切り手術に専念できる環境のほうが適しているんではないかと、私は考えました。仮に東大に戻っても、他の日本の大学に入るにしても、彼に相応しいポジションなんてなかなかない。むしろ臨床に専念できるアメリカが彼にはいいのではないかと思いました」

Dr.福島はこの時のことをこう語る。

「四十八歳の時です。たくさんの手術をしていましたが、なんとなく壁がありました。南カリフォルニア大学から来てほしいという話があったとき、私はアウトサイダーでアクロバティックといわれた鍵穴手術をやっていて不安がありましたが、行くことにしました」

Dr.福島は決意を固めた。

この決定に驚いたのは、三井記念病院の人々だった。田草川氏は当時をこうふり返る。

「だって、アメリカに行くといったって、もう福島先生は四十八歳だったんですよ。いくらなんでもその年齢でアメリカへ行くなんて……。みんな止めましたよ。もちろん先生がものすごいドクターだってことは全員が知っていました。だけど、まさか今みたいに成功するなんて普通は想像できませんでしたから」

福島氏自身も、「実はね」と前置きしてこう言っていたことがある。

「本当は好きでアメリカに行ったわけじゃあないんですよ。泣く泣く赤い靴をはいて異国に渡ったんです」

複雑な胸中がそこにあったのだろう。しかし、福島氏はこう付け加える。

「でも行ってよかった。これは正真正銘の本音です。なぜなら外側から日本を客観的に見て、自由に日本に対して意見を言えるようになりましたから。それまでのようにくだらないしがらみなんて、アメリカへ行った瞬間になくなったわけですからね。アメリカでは実力がすべてです。四十八歳でも勉強しました。アメリカの最初の八年くらいで本当のプロになったという感じがします。それにね、人は外国へ行くと愛国心が強まります。負けるものかと情熱も強くなります。ファイトがわいたんですよ、四十八歳にしてね（笑）」

その後、いかにDr.福島が成功したかについては、すでにお伝えした通りだ。だが、この成功だってすんなり手に入ったわけではない。もちろん、手術における能力は日本にいるときから折り紙つきだった。実力があればフェアに讃《たた》えるアメリカ文化にも支えられた。それでも、いつも心は日本にあったという。

7．はい。私は日本を愛しています

誤解を恐れずに言えば、私ほど日本という国を愛している者もなかなかいないですよ。神官の家に生まれ育ったから、ではないですよ。でも好物は寿司とラーメンですし、「ブラック・ジャック」という呼び名も嬉しいけれど、感覚的には「旅から旅への木枯し紋次郎」みたいなほうがしっくりきます。

まあ、普通に考えれば五十近くまでこの国で笑い、泣き、怒り、楽しんできたわけですから、当たり前といえば当たり前。アメリカに行ったって日本をいつも意識していたし、気になっていたし、アメリカにできて、日本にできないことが見つかるとむしょうに腹立たしく感じてきたんです。

海外で生活をすると、愛国心というのはさらに強くなる。日本代表でアメリカへ行ったわけじゃあないんだけれども、やっぱり外国には負けたくないと思う。日本は、日本人はこれだけすごいんだぞ、と目にもの見せてやりたくなる。

日本にいた頃から、後進の教育には熱心だったと思いますが、アメリカに行ったらそれに拍車がかかりました。母国日本から離れてはいるけれど、今このアメリカという国にいるからこそ、後輩たちにしてあげられることもあるはずだ。そう考えたんです。

けれども、アメリカにはアメリカの素晴らしさがある。それもまた事実。この国はね、とにかく力を発揮した人をフェアに評価してくれます。私のように、自分の国で地位を得ようとしたとたん、過去の、しかも高校生の時代の若気のいたりにまでケチをつけて、妨害された経験などを持つ者には、この精神はありがたかった。

アメリカに渡ってからの私は、日本にいる時よりもずっとのびのびと自分の目標に向かうことができるようになりました。その上、アメリカの状況を例えば日本に伝えることができるのと同時に、日本が持っているいいものをアメリカで伝えることもできる。生まれ育った国にずっと居続けていたら、こうした経験もできませんでした。

　森田君は私のことを野球の野茂選手にたとえてくれたそうですね。光栄なことです。私の場合はゴルフが好きなもんだから、すぐに「私はジャック・ニクラウス。一刻も早くタイガー・ウッズを育てたい」というたとえ方をしてしまいますが、ともかく野球で言うならイチローや松井のような医師が日本からもどんどん生まれてほしいと思います。もちろん、アメリカやヨーロッパなど多くの国の若い医師にも分け隔てなく指導をしています。でも、やっぱり国を愛する者ですから、素晴らしい名医が日本から誕生し続けてくれれば、ストレートに嬉しいんです。

　ただ、私の場合、キャラクター的には野茂や松井じゃあなくて、新庄選手に一番近いものを感じますけどね。彼が持っているような、ああいう底抜けの明るさを持っていたから、なおのことアメリカで生き抜いてこられたのかもしれません。

8. 鬼手仏心

Dr.福島の恩師、佐野氏は脳神経外科界のトップだ。この佐野氏の目から見て「医師・福島孝徳」の何が他と違うのか、誰もが聞きたいところだろう。

「彼が優れている点ですか？　いろいろありますねえ。手先が人並みはずれて器用だということも、非常に大きなポイントでしょう。けれども、どれか一つを挙げるならば、それは集中力です。テニスのナブラチロワ選手がかつてインタビューに応えて『I just try to concentrate on concentrating』というセリフを言ったそうです。私はいつも集中することに集中している、というような意味ですね。彼もまさにそうした心がけを持って、非常に高度な集中力を発揮するんです。これは、そう簡単には得難い能力。万人が持つことのできない才能なんですよ」

それまで、ゆっくりと考えながら話をしていた佐野氏だが、この質問への答は間髪を入れずに出てきた。それほど、教え子の集中力を常々評価し、注目しているのだろう。

もう一つ、どうしても佐野先生に教えてほしいことがあった。それは福島氏がいつも口にする「すべてを患者さんのために」が、いつどんなことから生まれてきたのか、だ。

「具体的にどこからその言葉が出てきたのかは知りません。彼自身が自分で到達した言葉なのでしょう。ただ、それとよく似た言葉といいますか考え方は、昔から私自身が自分に言い聞かせてきたものに通じていますね」

それは聖書の「ルカによる福音書」の一節からきたという。キリストが何をしているのか確認し、これを離れた場所にいるバプテスマのヨハネに伝えようとしている者がいた。キリストはその者に「こうヨハネに伝えなさい」と話すのだ。「目の見えない人は見え、足の不自由な人は歩き、病を患っている人は清くなり、耳の聞こえない人は聞こえ、死者は生き返り、貧しい人は福音を告げ知らされている」。佐野氏は言う。

「私はクリスチャンではないので、聖書について詳しいことはわかりません。でも、まさにここに書かれている、キリストが行っていたという内容を目指し、実現するのが医者なんです。そうあるべきだと思うんです。もちろん、いまだに私たち医者はキリストのように死者まで生き返らせることはできないでいます。けれどもそれ以外のことならできるはずではないか。できるように努力すべきではないか。そう昔から思い続けているのです」

そして、この「ルカによる福音書」の一節を、佐野氏は東大脳神経外科教授時代ずっと研究室に貼りだしていたという。ひょっとしたら、若き日のDr.福島もこれを読み、大いに心動かされたのかもしれない。いずれにせよ、こうした崇高な理想を抱き続けた人物を師として、父として敬愛しているのが福島氏である。通じ合う根元的価値観があるのは、必然なのだ。

さらにこんな質問をした。

「取材を通じて、福島先生がいかに大きな人かはわかったんですが、そのなんというか、慈愛に満ちた生き様や思想とは裏腹にとても人間臭い部分も持っているかたなので、なんだか不思議だなあ、と言いますか、こんな人には今まで会ったことがないんです。どうしても落ち着かない変な感じがあるんです」

Dr.福島を取材をすればするほど、こうした不思議な感覚が強まっていったのは事実だ。そして、こんな疑問を本人にぶつけるわけにもいかない。答えてくれるとしたらこの人しかいない。

佐野氏は声をあげて笑い出した。

「慈愛に満ちたようには見えませんかね？（笑）」

「いえ、そう見える時と、ひどく人間臭く見える時のギャップがあまりに大きくて……」

「いや、わかりますよ、言いたいことは（笑）。まあ一つには福島君特有の照れ隠しもあるんでしょう。でもね、外科医に共通して宿命的についてまわる性質でもあるかもしれません。キシュブッシンという言葉をご存じですか？」

「いいえ」

「要するに、手は鬼なんです。外科医というのは患者さんのためとはいえ、身体を切り刻むようなことをするんですから。でも、心には仏が宿っている。そういう言葉ですよ。鬼手仏心、まさしく福島君にぴったりな表現じゃないですか」

9. 福島孝徳の今

ヘッドハントを受けてアメリカに行った後の話をしましょう。

日本にいた私を強烈にスカウトしてきた南カリフォルニア大学医療センターでは、脳神経外科教授になりました。

一九九三年まで務めたのですが、その頃、ペンシルバニア医科大学から「メディカルカレッジの教授、頭蓋底のディレクターにするので来てほしい」と言われました。その時、カリフォルニアの仮免許だったので「正式なペンシルバニアの医師免許とグリーンカードを下さい」と言いました。すると、三ヵ月後に突然、「用意できたから来てください」と言われました。そこで、翌年にはこの誘いを受けて同大学のアルゲニー総合病院の脳神経外科教授に就任。アルゲニー脳神経研究所頭蓋底手術センター所長も務めました。

その後、一九九八年からはカロライナ頭蓋底手術センター所長、同脳外科教授などを歴任していきました。

今、ノースカロライナの正式な免許をもらって開業を認めるという特別契約でデューク大学で働いて五年になります。現在の肩書きはというと、なんだか知らないうちにものすごく増えてしまっています。

デューク大学脳神経外科教授
ウエスト・ヴァージニア大学脳神経外科教授
カロライナ脳神経外科研究所・頭蓋底手術ディレクター
カロライナ聴覚疾患研究所共同所長
国際脳神経外科教育財団・共同責任者
スウェーデン・カロリンスカ研究所教授
ドイツ・フランクフルト大学教授
フランス・メディトレイニアン大学教授
フランス・マルセイユ大学教授

……と、連なっていきます。あまり並べ立てても自慢話みたいになりますから、この辺にしておきましょう。

活動拠点のベースは、最初にもお話ししたとおりアメリカ東海岸のノースカロライナ州です。メインとなる活動はデューク大学、ノースカロライナ・ラーレイでの診察と手術、ウエスト・ヴァージニア大学になります。

デューク大学は古い体制を持った大学で、色々と難しいこともあります。ある日、脳神経外科の主任教授であるアラン・フリードマン先生が、私のところに来て「ここの脳外科を世界のトップにしてほしい」「私にあなたの技術を教えてほしい」と言ってきました。主任教授が日本人の私に頭を下げて教えてほしい、力を貸してほしいと言う情熱に胸を打たれました。彼はまだ四十代で主任教授になって、大学の古い体質と闘っています。私はできる限りの手助けをして、彼と一緒に頑張ろうと思っています。

肩書きばかり増やしたわけじゃあありませんから、それぞれの拠点でやるべき仕事はあります。もともとノースカロライナにじっとしていられるような状況ではないんです。数々の学会への出席、研究成果や手術実績についての論文作成と発表、学生や研修医を相手にした指導、講義、講演……これら学術関連の仕事だけでも十分に忙しい。

日本へ行ったって、アメリカやヨーロッパから仕事が追いかけてきます。だからI君のような存在は本当に頼もしい。彼はそもそも医療機器メーカーの人間です。だから秘書みたいなことはしなくたっていいんですけれど、福島と会ったのが運のつき。何もかも、手伝ってもらっています。

やっぱり、脳神経外科医になってよかったと思います。佐野先生の弟子になって外国に行かせてもらって、ここまで育ててもらいました。

私の生きがいです。全然悔やみません。

私自身は、奔放に、生きたいように自由にやってきた。だけど、やっぱり思います。結局は家族も含め、各国の様々な人たちの力で支えられている。こうした支えがあるから、好きな仕事にも熱中していられるんです。

10.一問一答……Dr.福島はこんなヒト

ここまでの内容で、福島孝徳という人が、どんな信条を持ち、どんな価値観で生きてきたのかは、大まかには伝わったのではないかと思うが、次にDr.福島に答えてもらった連想ゲーム的な一問一答の模様をお伝えする。アットランダムに英単語を言い、それに自由に答えてもらった内容だ。

・Passion（情熱）

私の人生そのものがパッション。全身脳外科人生です。

・Love（愛）

天職としての脳外科を愛しています。もちろん妻や子を愛していますが、妻には「あなたは脳外科と結婚した人よ」と言われたりします（苦笑）。

・Luck（運）

人生は運で決まる。そう思ってます。

実は最初、心臓外科の医者になろうと思ってたんです。でも、東大闘争のあおりでなかなか希望を取ってくれない。そのうち、同級生だった堀君（現・東京女子医大教授）が「おい福島、脳外科はいいぞ」と言ったんです。これが人生を決めた運でしたね。

私は自分の性質がわかっていましたから、他の科のように常にチームプレイが求められるところよりも脳外科のように、「チームで動くけれども最後は執刀医の腕次第」というほうが自分に向いている。それに気づいたんです。

さらに言えば、そのおかげで佐野先生に出会うことができた。これまた最高の運です。

・**Happiness（幸福）**

自分がやりたいと思うことを続けてきて、こんなにもうまくいっている。そのことに幸せを感じるし、日々神様に感謝しています。

・**Success（成功）**

手術をして最高の結果が出ること。それが私にとっての唯一のサクセスです。

・Failure（挫折）

これまで多くの手術に成功してきたけれども、それでもまだ二〇〇に一つはうまくいかない。そんな時は落ち込みます。無力さを嘆きます。

・Growth（成長）

一日一日、少しでもいいから進歩したい。どうやったら自分の手術がもっと良くなるかをいつも考えてます。それをやめたら私の成長は止まってしまう。

・Father（父）

宗教家としても哲学者としても、心から尊敬しています。

・Mother（母）

父のことを尊敬していたけれど、私は母親っ子でした。とにかく今もって頭が上がりません（笑）。私が医者になった時、やんちゃだった私のせいでさんざん苦労をした母が「孝徳はよく医者になってくれた」と喜んでくれたんです。だから今まで頑張ってこられたんだと思います。

・Coach（コーチ）

私にとってコーチ、先生というのは一人しかいません。佐野先生だけが私のコーチなんです。

・Heaven（天国）

天国は絶対にある。そう信じてます。地獄もある。悪いことをしたなら絶対に地獄に堕《お》ちる。もしも悪いことをした人が脳腫瘍で困っていたら？　治しますよ、喜んで。その代わり、一発全治させた後でみっちり説教をして諭します（笑）。

・God（神）

神様も絶対にいます。私はこれまで非常にリスクの高い手術でも成功してきた。それで人は「ゴッド・ハンド」とか呼ぶようになったけれど、私に神の手がはえているわけがない。

その代わりといったら変だけど、とにかく手術をする時はいつも「神様、助けてください」と祈っています。だから、私は「神の手を持った医者」なんじゃなくて、「神に祈っている医者」、「神に助けてもらっている医者」なんです。

どんな神様かって？　まあ宗教上は神官の息子なわけだし神道ということになるかもしれない。でも、私には「私の神様」というのがいます。宗教的にどうのこうのじゃあなくてね。ともかくキリストでもマホメットでもお釈迦様でもかまわないんです。神様はちゃんといて私たちを見ている。そう私は信じている。だから祈るんです。そのおかげでここまでこられたんだと感謝しています。

・Reincarnation（生まれ変わったら）

もしも生まれ変わったら？　美容整形外科の医者になりたい。女性は不思議です。十分きれいな人でも、さらにきれいになりたいと願っている。それを実現してあげられる存在になれたら、私も幸せを感じます。

脳神経外科は深刻な手術ばかり。しかも常にタイトロープ（綱渡り）です。手術中に、平気で予想外のことが起きます。ただ、大変なことだからこそ、それを乗り越えて仕上げることができた時には、他では経験できないくらいの喜びがある。大変だけれど、疲れないのはそういう理由なんだと思います。時には目が見えなくなった人を見えるようにすることだってできる。そんなミラクルを起こせるのは神様と脳外科医だけ。これは私にとって無上の喜びなんです。だから生まれ変わったら違う仕事を選ぶかもしれませんけれど、ミラクルを起こして人を喜ばせるような仕事に就くことは間違いないでしょうね。

・Dream（夢）

第一に、患者さんに対して「手術のリスクは0％《ゼロ》です」と胸を張って言えるようになること。第二に、今のところお手上げ状態の悪性腫瘍も治せるようになること。第三に、私の人生の九九％は脳外科に捧《ささ》げてしまい、いろいろ寂しい思いもさせてきたけれど、やっぱり自分の家族が幸せになること。

以上の三つが私の夢です。

第3章 世界一の手術師

ラストホープ福島孝徳

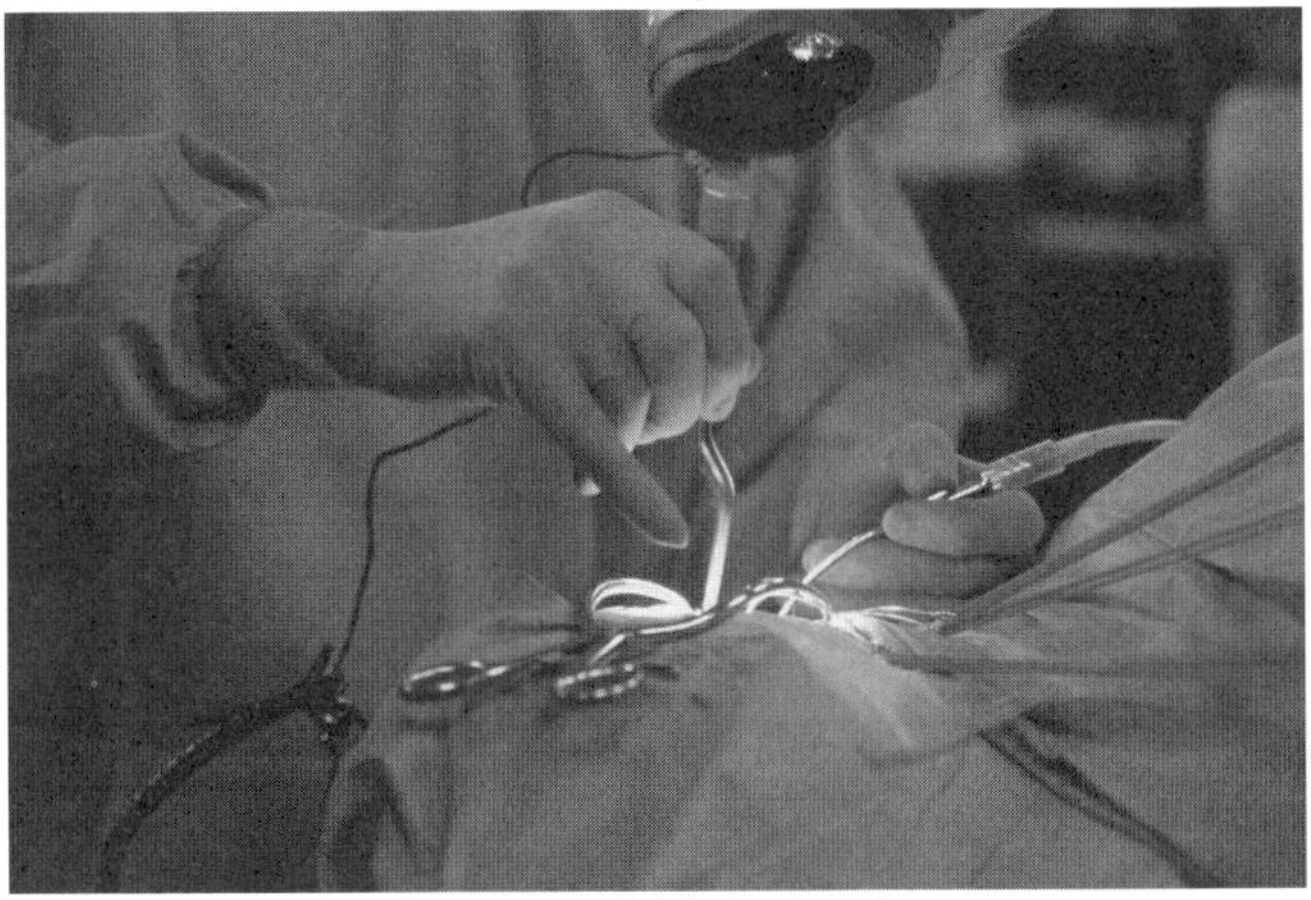

1. 鍵穴手術

みなさんは「脳の手術」というと、どういう様子をイメージするでしょう。

多くの人は「頭蓋骨を開いて、大きく露出した脳に向かって医師がメスを入れていく」というような姿を思い浮かべるはずです。

実際、つい数十年前まではご想像の通りでした。

でも、単純に考えてもわかる通り、頭蓋を大きく開いてしまえば、ダメージは大きくなります。合併症などの後遺症が起こる危険性も高くなります。術後も経過を見ながら、慎重に治療を続けていかなければいけません。体力に乏しい患者さんは「術後のダメージに耐えられない」として手術を受けることができないケースも非常に多かったのです。

しかも、脳は人体の中でもとりわけ繊細な器官であり、なおかつ人が人としての感覚や感情を保持するためにも、あるいは身体を思うように動かす上でも、最重要な器官です。

脳の中身は、複雑そのもの。視覚や聴覚など、無数の神経が縦横に走っています。手術の時に器具が少し触れただけでも、傷がついてしまうリスクがあります。修復可能なものならばまだしも、繊細なだけに修復不可能となり、術後に影響を与えてしまう危険度も高いのです。だからこそ、固い頭蓋骨でしっかり守られているわけです。

「どうすれば、患者さんに過剰な負担をかけずに脳外科手術ができるか？」

それが私たち脳神経外科医にとって、長年の課題であり続けているわけです。

そして生まれたのが鍵穴手術、キーホール・サージェリーと呼ばれる手法です。確立したのはかくいう私。簡単に言えば、読んで字のごとし、頭に小さな穴をあけて、そこから病魔に闘いを挑んでいく手術の方法です。

まずはMR検査などによって得られた画像、写真を見ながら患部に到達できる部位を決めます。実際には、患者さんが抱えている病気や、その進み具合によっても異なってくるのですが、例えば聴神経腫瘍《ちょうしんけいしゅよう》ならば耳の後ろの辺りだったり、下垂体腫瘍ならば鼻の穴を利用して穴を開けます。患者さんの頭部に直径わずか数センチの穴をあけて行う手術は、かつての開頭と異なり、飛躍的に患者さんの負担を軽減します。術後まもなく医師と会話ができる人までいるほど。その違いは非常に大きいのです。

そうは言っても、今でも状態によって、あるいは患者さんの体力の状況によって、かつてのように大きく開頭して手術をすることも少なくはありません。脳のあちこちに腫瘍が浸潤している場合や、一気にすべての腫瘍を取り去る緊急性に迫られている場合などはやはり、大きく開頭せざるを得ないんです。

ただし、鍵穴手術で済んでしまうケースは増える傾向にあります。執刀する医師に高い熟練度、技術力があるかどうか。これによって、開頭の程度が大きく変わると思ってしまってもいいでしょう。

つまり、キーホール・サージェリーの進化は脳神経外科の手術を大きく変えたけれども、これまで以上に医師の能力による差異が大きくなったとも言えます。小さな入り口から器具を挿入して、神経線維などを慎重に扱いながら奥に潜んでいる病巣に到達するには、常人の域を超える細やかな気配りと、ミクロレベルのテクニック、脳の構造に関する高い知識などなどが求められます。

それゆえに臨床経験がものをいうのです。教室の机で教科書を広げているだけでは絶対に得られない力が求められます。

私は一九七〇年代のうちに一つの技術を立証していました。

それは、内科の処置などで多用されるほか、最近では外科の手術にも頻繁に用いられる内視鏡という道具を活用した脳神経外科手術の技法です。

学生時代はインターン闘争がきわめて激しかった時代でした。昭和四十〜四十三年卒業の闘争家たちが安田講堂を封鎖し、学校はストライキ続きだったので、学生時代は築地の国立がんセンターに入り浸っていました。がんはとにかく早期発見・早期切除が原則です。早期がんを専門にしようと思っていたので、学生のサークルを作って内科の先生と一緒に長野県の田舎に出かけて行き、農家の人を集めてがん検診のフィールドワークをやっていました。自分で胃カメラを飲んで見せたり、それが後に脳内視鏡を手がけるきっかけになりました。神経内視鏡は文献的には戦前からありましたが、一般化されていませんでした。ファイバースコープは先端が自由に曲がって脳室の中が自由に見えてセンセーショナルでした。がんセンターで胃を見ていたときから、患者さんの苦痛や身体的負担が軽減される治療である低侵襲の概念がありました。

しかし、本格的に鍵穴手術を追求し始めたのは、三井記念病院の部長となった頃。つまり一九八〇年頃からでした。

今や一〇セントコイン大の穴でも可能になったことから鍵穴手術は欧米でダイム（一〇セントコイン）・サージェリーとも言われますが、一九八〇年当時に私があけていた穴はまだ五〇〇円玉くらいの大きさはありました。それを少しずつ小さくしていく上では、並々ならぬ努力を要しました。

人によっては、穴の大きさが五〇〇円玉だろうと一〇円玉だろうと、たいして変わらないじゃないか、なんて言います。でも、一ミリだって小さいほうが、患者さんの身体に負担をかけないわけです。それがわかっているなら、やらなきゃダメだと思ったんです。皮切りを一ミリ大きく切っても傷害罪だと思うのです。

逆に言えば、少しでも開口部が小さくなれば、それだけ患部に到達する上での難度は高くなってしまいます。患者さんへの負担を減らす努力は、イコールより的確な判断と、より細かな技術を高める努力ということになるんです。

高い才能と、現状に満足せずにたゆまぬ自己追求と努力を続けていく姿勢、膨大な手術経験、その経験から得た知識や情報、さらには経験が培うカン、そして神の助けなどなどの要素が揃った時に、初めて「鍵穴」の大きさは縮まり、手術そのものの成功確率も高まっていくのです。

私は自分自身を鼓舞して、年間九〇〇例以上の手術をしながら鍵穴手術のレベルを確立していきました。もちろん、三井記念病院で執刀をする際にはオペに携わるあらゆるスタッフにも高度なレベルを求めました。

人類のため、医学の進歩のためには一日も早く鍵穴手術を定着させる必要がある。けれども、患者さん誰一人とて実験台扱いにしてはなりません。完璧を目指し、無理をしない中で、昨日よりもさらに上の手術を目指す。……言葉でいえば簡単ですが、手術の時にはピリピリした状態になるのもやむを得ません。

今でこそ、それほど神経質にならなくても一定の水準の手術が確実にできるようになりましたし、多くの医師の間に鍵穴手術が定着し、理解も高まったため、かつてのような厳しさはなくなりましたが、あの当時の私のそばにいた医師やスタッフたちは、私のことを怖がっていたかもしれませんね。

特に、私の一番弟子である田草川君などは、最も私が厳しかった時代に出会った男です。相当に恐ろしかったに違いありません。

2. 常識の枠を超越した〝手術の鬼〟

●三井記念病院・田草川豊医師の話

私ももう五十を過ぎましたから、今までに相当な数の人と出会ってきたわけですが、その中でも福島先生は飛び切り影響力の大きい人だったと言えますね。大げさじゃなく、実の父親や母親よりもずっと、私は先生に影響を受けました。

前にも話しましたが、医師としてあんなに素晴らしい要素を兼ね備えた人はいませんでしたから、あらゆる場面で医師としての影響を進んで受けていきました。どうしたら、あの人みたいに速く手術ができるのか、どうしたらあんな精密機械のように確かなオペができるのか、どうすればあんなにきれいな手術ができるのか……という具合にね。

でも、先生がアメリカに行かれてしばらくすると、まわりの皆が言うんです。

「そのセリフ、まるで福島先生みたい」

とか、

「今の手の仕草は福島先生と同じですね」

という具合に。結局、医者としての面だけじゃなく、人としても強烈に影響を受けちゃったんですね。いい意味でも悪い意味でも(笑)、親の背中じゃなく先生の背中を見て育っちゃったところがあるようです。

手術については全然レベルが違いますね。同じ医者としては悔しいし、なんとか追いつきたいと思うんだけれど、例えばスピード一つを取っても追いつけません。あの当時、私が三時間もかけてやっていたような手術を、先生は一時間で終わらせてしまっていた。私だって努力をしてきましたから、今なら一時間半でやることはできます。でもね、今もって一時間以内には終わらないんです。どうしても超えられない壁ですよ、あの人は。

今、例えば福島先生に会った若い医師が「田草川は私の弟子だ」と聞けば羨ましがったりする。私もあの先生に「一番弟子」と言ってもらえれば嬉しいです。でもね、三井記念病院にいた当時の先生は鬼でした。いや、基本的には優しい方でしたけど、手術の時は鬼でしたよ。私はオペがあるたび、先生が怖くて戦場に行くような気分でしたから。

　先生は非常識なくらいのスピードで手術をします。まわりも必死でついていこうとはするんですが、どうしたって追いつけない。脳外科の手術、特に福島先生が執刀するような手術は、まず一〇〇％、確実に患者さんの生命に関わるものになります。だから、私たちがもたもたすれば、それは患者さんに影響を及ぼす恐れも大きいんです。そういうことがわかっていて、人一倍患者さんのことを思って手術する人だったからでしょうけれど、私たちの動きが遅いとそれだけで怒鳴りましたね。助手に任せた簡単な処置も、完璧にできていなければ烈火のごとく怒る。

　ある時、未熟だった私がミスをしてしまったことがありました。もう、その時には延々六時間説教をされました。ただ、その六時間というのは手術の後の話ではありません。私がミスを犯した直後からメスを奪い取った先生は、傷ついた部分の修復措置を行いながら私に説教をし続けたんです。そしてとうとう部下の失敗を完全に修復してしまったんです。だから、ただ怖い人なんじゃないんですね。それがわかるから、本当に尊敬できる医者だと誰よりも身近に感じているから、余計に怒られると骨身にしみるんですけどね。

鍵穴手術にしても、先生が求めているレベルは非常に高かった。研究室には本当に一〇セントコインが置いてあって、私に開頭を任せた時には先生はそのコインを手術室に持ってきましたよ。コインよりも一ミリでも大きくても小さくても叱られました。当時の私は「そんな細かいこといいじゃないか。患者さんへの影響なんてほとんど変わらないじゃないか」なんて反発の気持ちを持ちましたが、あけた穴が少しでも小さくなれば手術の難しさは格段に上がってリスクも大きくなるし、少し大きいだけでも確実に患者さんのダメージにつながる。これは間違いないんですね。ともかく、あの頃は恐ろしさと悔しさばかりでおかしくなってしまいそうなほどでしたが、後になって、先生の叱責《しっせき》には全部意味があったと知っていきました。

どうやら最近は福島先生もだいぶ丸くなられたようです。若い医師にはとっても丁寧に優しく教えていますね。私の頃とは全然違います（笑）。

でも、今だって変わらないのは少しでもいい手術をしよう、ちょっとでも患者さんのためになる手術にしよう、と強く念じてオペをしているってことです。やっぱり、そう簡単には追いつけない。悔しいけれど、それが本音です。

3. 超ハイスピード

●十二月二十六日・午後

さて、再び東京の森山記念病院の手術室である。昼から午後にかけて、手術準備室には訪問客が続いた。横浜労災病院の医師二人、さらには杏林大学脳神経外科教授・塩川芳昭氏の姿もあった。彼らは皆、久々に日本へ帰ってきた「ブラック・ジャック」の手術を見学に来ていたのである。塩川教授にはDr.福島の来日前にお会いし、話を聞いていた。会釈をすると、塩川氏はにっこり笑い、

「やあ、またお会いしましたね。やっぱり来ちゃいましたよ」

と一言。実は過日の取材時に「私もなんとかして福島先生の手術を見に行こうと思ってるんです。ただまあ、こういう立場（教授）になっちゃったんで、雑務も多いので行けるかどうかわからないんですけどね」と言っていたのだ。どうやら、懸命に自身の予

定をやりくりして、ここまで来たようだ。そればかりか、翌日と翌々日にDr.福島が手術する予定になっている茨城県日立市の病院にも見学に行くつもりだと言う。

塩川氏はDr.福島が特に認める「日本でも屈指の名医」であり、なおかつ教授職にいる人。そんな人がわざわざ見学に来る。医学に通じていなくとも、福島氏の手術がどれだけのレベルのものなのかが想像できた。

いよいよDr.福島がメスを握ると、「見学者」たちは手術室内へ急いだ。「ブラック・ジャック」の一挙手一投足を熱いまなざしで注目する。ときおり唸《うな》り、ときおり口を丸くして驚き、小声で確認するように互いに話し合いながら。

Dr.福島の手術には必ずと言っていいほど手術用顕微鏡が用いられる。顕微鏡といっても私たちが想像するいわゆる「顕微鏡」とはもちろん違う。大きく、頑丈なアームに超高性能の顕微鏡が取り付けられ、施術者はこの顕微鏡のスコープ（覗き穴）を通じて患部を見ながら手術をするのだ。脳神経外科の手術は非常に繊細な器官を相手にしたもの。ミリではなくミクロン単位の勝負となる。Dr.福島はスコープにあてた目を離すことなく、次々に手術を進めていく。隣で器具を渡す看護師にも緊張感が走っていた。田草川氏の話を思い出す。「あの人のスピードは常識の範疇《はんちゅう》を超えてますから、まわりはついていていくのに必死です」

メス、ドリル、吸引管、電気メス、ハサミ……器具は無数かと思うほど多様に揃っている。同じハサミでも大きさや刃の厚さや、形状（まっすぐなハサミもあれば、右曲がり、左曲がりのものもある）によって違う。秒単位で使う器具を換えていくDr.福島の超ハイスピードな手術の中では、ベテランのアシスタントとて戸惑う場面が出てくる。また、最適だと思われた器具が準備されていない場合も出る。周囲をかためるスタッフはその都度走り、指定された道具を大急ぎで準備した。Dr.福島からは、「どうして、用意していないの！」という苛立ち気味の大きな声もときおり出た。

田草川氏は「最近はすっかり丸くなって」と言っていたが、それでも手術中にDr.福島が時々見せる険しい表情や声は、正直なところ恐ろしかった。だが、福島氏の手術には間違いなく患者の生命がかかっている。初めて見る手術に目を丸くしていると、I氏が話しかけてきた。

I氏自身も、手術中はたいていオペ室にいた。そもそもが医療機器メーカーの社員である。「Dr.福島が必要としている道具だけれども、手術を行う病院にまだ用意されていないもの」というのは少なくない。それを事前に準備して病院へ同行し、病院関係者に承諾を得た後、現場に提供するのが本業だ。手術内容次第ではＩ氏でさえ「使うかどうかは始まってみなければわからない」器具もある。Dr.福島が「○○がないとできない」と手術中に言い始めたなら、大急ぎで準備しなければいけない。だから手術中は付かず離れずオペ室の内外を行き交う。それでも手慣れたものなのか、五年間も福島氏に密着し続けた人だけに、緊迫する手術中にも精神的余裕が感じられるのだ。

さて、Ｉ氏が教えてくれたのは、こういう話だ。

「これ（今目の前で行われている手術）って、信じられないようなスピードなんです。他のお医者さんの手術の何倍も速い。だから、器具を渡す助手の人がもたもたしているわけじゃあないんです。器具を手にしてから処置し終えるまでの時間がまず違う。なんてったってミクロンの世界を覗きながら器具を手で動かすんですから、普通は慎重にゆっくりやらなければうまくできないんですが、先生はまるで肉眼で見た世界で手術しているみたいなスピードで処置できてしまう。それに、普通の先生ならスコープから目を離して器具を返し、次の器具を受け取ったらまた構え直して再開したりするんですが、福島先生の場合は顕微鏡から目を一切離さずにどんどん進めて行きますから、こういうスピードになるんですよね。

先生の手術は時間がものすごく短いって言われてますけど、もしも器具を渡す側にもスーパーマンみたいに『次に使うはずの器具』が読めてしまう人がいたら、もっと時間は短縮するはずです。一回の手術中に器具が行き交う回数って何百回というレベルですから、そこでの一秒、二秒の違いは結果的には大きな差になるわけです」

テレビドラマではよく、患者の存在を無視した「悪しき医師」らが、記録を競うことを目的に手術の短縮化に挑んでいたりする。だがDr.福島がスピードを重んじるのはもちろん別の理由からだった。長い手術よりも短い手術のほうが患者の負担が軽い。この単純な事実へ向けてのチャレンジがそうさせている。

とはいえDr.福島は、手術が順調に進んでいる間は上機嫌だった。平気でジョークを口にし、重要な場面では顕微鏡に装着されている助手用のスコープから施術部分を見せ、説明を加えたりしていた。その代わり、ジョークを言おうが、怒ろうが、福島氏の手は一瞬たりとも止まることはなかった。手術用顕微鏡の操作は、足もとに付けられたフットペダルも使いながらになるのだが、手足は着実に手術を進めている。これまた普通の医師たちにとっては驚愕《きょうがく》に値する事柄だそうだ。普通はそんな余裕もないし、「喋りながら手術なんてできない」と誰もが言っていた。Dr.福島は言う。

「冗談言ってても、手はいつも真面目に動く。真面目な顔して手がダメなやつが多すぎます」と。

Dr.福島の手術に参加して成長できるのは医師ばかりではない。看護師やその他のスタッフらは、こうした高度な脳神経外科手術の場合にはどんな道具が必要なのか、どんな準備をして、どういう動き方をすれば、時間を短縮できるのか、を身をもって経験できる。世界で最も高度な手術の中から学び取っていくことができるのである。

実はこの翌日、Dr.福島は茨城県日立市にある聖麗メモリアル病院へと移動し、その日の朝から手術を行ったのだが、この時についたアシスタントは何度も器具を間違えたりして、Dr.福島に手厳しい叱責を受けた。手術の手を止めずに福島氏は彼を叱った。見ているこっちまでが震えてくるくらいの見幕だった。だが手術の後半、彼がなんとかDr.福島のスピードについてこられるようになると、さっきまでの鬼気迫る感じとは手のひらを返したような優しい口調で「そうです。あなた、できるじゃない。いいですよぉ」と言っていた。

後で彼にこっそり話を聞くと「泣いちゃいそうでした」と言ったものの、「でも、あして褒めてもらえると、次はもっと、って思っちゃいますよね」。そう笑っていた。

そして翌日、再びDr.福島の手術に立ち会ったこの看護師は、素人の目で見ても明快にわかるほどスピードアップし、計算した動きを見せ始めていた。

マイクロ性能の目と手足を駆使し、時には鬼のように恐ろしくなる超絶スピードの医者は、日本中の病院でこんな風に人を育てているのである。

4．天才的開発者

「弘法筆を択《えら》ばず」と言います。

非常に手術技術がうまい人は道具にこだわらないと言います。しかし、そういうことではないのです。もうすでにそういった段階を超えています。

私は脳外科の手術はゴルフに似ていると思うんです。ゴルフは年数回ではうまくならない。手術も毎週毎週やらないと、うまくなりません。それにゴルフは、道具が決め手。昔の道具では勝てない。ゴルフの場合はこうせめて、こうやって、この作戦でパー、バーディ、イーグルを取ると考えます。脳外科手術も同じで、こういうアプローチで、こういって全部取ってと決める。ワンマン・サージェリー。

だから、いい手術機器があればそれだけ手術をうまくできる。例えば、聴神経腫瘍。聴力を保存しながらイーグルをとるためには特殊な医療機器が五つくらいないと取れない。従来のものでは取れない。従来のドイツや日本のものでは、入れると顕微鏡下では見えなくなってしまう。そうすると、もっと大きく頭を開かなくてはいけないということになります。だから顕微鏡下でも見えるような道具を開発します。小さくあければ患者さんに負担をかけない。例えば、顕微鏡のペダルもそう。ペダルが従来のものだと重く、五〜六時間も手術に集中できない。いい結果を出すためには、道具も考えなくてはなりません。

私の手術を見に来る人は、少なからず私の道具にも驚くようです。前にも話したように普通は外科の手術などで使うことのなかった内視鏡を初めて導入したり、いろいろなアイディアを手術の現場に登場させてきた経緯もあります。

また、手術の精度をより高めたいと思った時には、医療機器メーカーの人を呼んで「こういう器具は作れないか」と相談することも多くありました。気がついた時には、私が手術で使う道具の多くが福島オリジナルになっていました。だから、今はそうでもなくなりましたが、少し前までは同じ脳神経外科の領域にいる医師までが「先生、これは何です？」なんて質問したりもしたんです。

細かく数えてみたことはないのですが、福島式のオリジナル手術ツールはきっと何十、何百になるはずです。福島式吸引管、福島ピンセット……。同時に私ならではの手術技法も開発してきました。福島式内視鏡手術、福島バイパス、福島式鍵穴手術……。結局、私流儀の手術を再現しようと思ったら、それに適した道具というのも、私流のものが合うのは間違いない。

それに、脳神経外科の手術はマイクロ・サージェリー、つまり非常に細かな精度が求められるものです。自分の手にぴたりと合うものでなければ、いい手術などできるはずがありません。例えばアメリカ人の手の大きさを基準に作られた道具を、彼らよりも手の小さい日本人が使うとなれば、それだけで違いは出てくるでしょう。

もちろん、医師自身が経験を積んでいけば、そこにあるシンプルな道具だけでも高度な手術はできるようになります。たった一種類のハサミ、たった一本の吸引管でも、それしかないんだからそれで手術をしろ、と言われればやらねばいけません。こうした「道具を選ばない力」も時にはものをいうことがあります。でも、患者さんのことを考えたらどうなるでしょうか？

手術中のどんな場面だろうと、その場に最適な道具を使うことで成功の確率を〇・一％でもいいから上げてほしいと思いますよね。医学、医術の未来を考えた場合にも、わずかでもいいから道具が進歩することで今まで不可能だと思われていた手術に道が開けてきたりもする。だから、妥協してはいけないんです。医師たる者、道具にもこだわり、最適な器具で患者さんに相対していかなければいけないんです。

だから、日本での手術のような機会があれば、手術を通して知識や技能を教えるだけでなく、「どうしてこの道具じゃなければいけないのか」も、可能な限りドクターに説明するようにしているんです。

別に、メーカーの回し者じゃあないですからね。福島オリジナルの道具を強要して、それで私自身が得をしようと思っているわけでもなんでもない。今話したような道具の重要性を特に日本の医師たちには知ってほしいと思うんです。医師だけではありません。オペに関わるナースやスタッフの全員が、「この手術で求められる最高の道具は何なのか」を知ることで、患者さんのリスクはいかようにでも軽減できる。そういうプロ意識をさらに持ってほしい。血止めなどに使う綿にしたって、私は一ミリ、二ミリ、三ミリと微妙に大きさの違うものを求めます。だから、私の横で介助するスタッフは忙しい。経験が少なければ「一ミリだって、二ミリだって大して変わらないじゃないか」と思うかもしれない。だけど、オペの局面次第ではミリ単位の違いは非常に大きな違いを生みます。なんといっても、脳神経外科の手術はマイクロ・サージェリーなんですからね。

では、福島の手術で最も重要な道具とは何か？

どれも大事で重要なんですが、やはり手術用顕微鏡の進化なくして、脳神経外科の手術の発展はなかったと言えます。この顕微鏡の進化にも私は大きく関与してきました。鍵穴手術の限界値を劇的に変えたのは、何も私だけの努力によるものではないんです。顕微鏡を開発するメーカーの人たちの壮絶なチャレンジが大きな貢献をしてきたんです。

三井記念病院に入った当初、使っていた顕微鏡は外国製のものでした。世界的にそのメーカーのものがベストだと言われていたんです。でも、私にはどうしても満足できない点がたくさんあった。そんな時ですよ。オリンパスの人たちが訪ねてきた。聞けば、顕微鏡の開発に着手すると言うじゃないですか。私は心から嬉しかった。もしもこの人たちが私の希望をかなえてくれたなら、もっとたくさんの患者さんに報いることができる。そう思ったんです。

そんなわけで、オリンパスの手術用顕微鏡開発のグループリーダーである深谷孝さんとは、もう二十年ぐらいのおつきあいということになります。

5. 顕微鏡開発・秘話

Dr.福島の以上の話を受け、後日、オリンパスに深谷孝氏を訪ねた。Dr.福島が開発に携わる医師として、どんな存在だったのかを深谷氏の話から感じ取っていただきたい。

オリンパスは一般にはカメラメーカー、最近ではデジカメのメーカーとしての印象が強いが、先端医療機器の領域でも国際的なリーダーともいえる存在となっている。一九五〇年に世界で初めて胃カメラを開発した話はNHKの『プロジェクトX』でも紹介されたので、多くの人がご存じだろう。その先進のノウハウを生かして、今やあらゆる科の処置に用いられている内視鏡を世界で最初に開発したのもこの会社である。現在も全世界のシェア七〇％以上を保有している。また、日本で最初に医療用顕微鏡を開発したのもオリンパスである。

●オリンパス株式会社・手術用顕微鏡開発グループリーダー・深谷孝氏の話

福島先生とのおつきあいですか？　私が二十四歳の時ですから、今から十八年前のことになりますね。当時の私は入社二年目、何もわかっていない二十四の若造でした（笑）。

ただオリンパスと福島先生との関係という意味で言えば、もう三十年以上なんです。これを見てください。一九七三年に先生が学会で発表した内容がむこう（アメリカ）で記事になっています。

今でこそ外科でも内視鏡を使って手術することは広く浸透してきましたけれども、この時代には、ましてや脳神経外科の手術で内視鏡を使うなんて発想はまずなかったんですが、先生が「是非やりたい」とおっしゃって当社に依頼をされたんです。それがこの記事です。

　私もこの発表があった当時はまだ入社前でしたから詳しいことは知りませんでした。今日取材があるということで、少し前に当社の役員に聞きに行って、そこで教えられた事実なんです。ともかく、当時としては非常に画期的な発想を福島先生が提案し、当社もこれに応えようとしていたわけです。でも、この世界の常識として、そうした新しい試みを実行するにはしかるべき人のゴーサインが必要です。この時には東大の初代脳神経外科教授であり、日本の脳神経外科の開祖と言われている佐野先生が承認してくれたそうです。佐野先生といえば福島先生の恩師にもあたる方ですから、この方がＯＫしてくれなければ話は前に進まなかった。先進性のある試みに対して保守的な方が多かったにもかかわらず、ゴーサインを出してくれたんです。つまり福島先生とオリンパスの関係は、この佐野先生の懐の深さからスタートしたというわけです。そして、成果を得ることができた。内視鏡の発展の上でも非常に大きな出来事だったんです。

　私が先生にお会いしたのは、当社が一時中断していた手術用顕微鏡の開発を再開する方向に動き始めた頃でした。「すでに手術用顕微鏡を使ってオペをしている先生がたの手術を実際に見に行って勉強してこい」と上司に言われ、「脳神経外科ならこの人」と言われるままに三井記念病院へ行き、福島先生にお会いしたわけです。

どれだけすごい先生なのかは、上司に聞いていましたけれど、実際に手術を見たのだって初めてでしたし、ともかく朝の八時から夜の十一時まで手術しっぱなしでしたから、「いったいこの人はなんなんだ」って思いましたよ。それにこの時、先生はドイツのツァイス社製の顕微鏡を使っていたんですが、スコープから一切目を離さずに手術していました。後でいろいろな他の脳神経外科の先生の手術を見て、ようやくわかったんですが、そんな使い方をするのは福島先生だけだったんですよね。

ともかく、何もかもが新鮮で、圧倒されているような気分になっていたこの時、一生忘れられない出来事がありました。若造の私としてみれば、ある種の社会科見学みたいな呑気《のんき》な気分もあったわけです。だから、何の気なしに「当社で顕微鏡開発を再開することになるかもしれません」みたいなことを言ってしまった。そうしたら、クルッと振り向いて私の顔のほんの数センチ前まで顔を近づけて、「あなた、この顕微鏡を本気で開発するの？　本気でやる気があるの？　本気なんだね？」とものすごい勢いで言われたんです。いやあ、怖かったですよ（笑）。

ともかく世界トップクラスのお医者さんだというのは知っていましたから、そんな人が突然真剣に詰め寄ってきたら、たじたじになります。ただただオロオロするばかりですよ。ですから、気がついたときには「あ、あります」って答えてしまいました。まあ、その瞬間に私の運命は決まったのかもしれません（笑）。先生に言われた言葉を今でも覚えています。「私はプロだ。絶対の自信がある。あなたがたもプロでしょ？　プロとして顕微鏡を真剣に開発しようというわけでしょ？　だったら、今後はお互いプロとプロ、ということでお話ししましょう」。これには感動しました。

そうして一九八八年の秋に発表したのがＯＭＥ―５０００という顕微鏡です。私が先生に会ってからたったの二〜三年。これは手術用顕微鏡を一から開発する上ではものすごく短期間なんです。だから、とにかく忙しかったことを記憶しています。

でも、国産でしっかりした顕微鏡を一日も早く作り上げようという熱意が当社にはありました。今でもシェアを占めているのはドイツのツァイスやライカ製の顕微鏡ですが、やるからにはこうした先駆的ライバルに早期に追いつかなければいけませんでしたから。

それに手術用顕微鏡というのは数千万円もする機器なんです。福島先生も「日本のメーカーならば、これに匹敵するものを絶対作れるし、三〇〇〇万円のものを一〇〇〇万円にすることもできるはずだ」とおっしゃっていたようです。

福島先生という人はすでにアメリカで十年以上暮らしていらっしゃいますが、こういうセリフ一つをとっても飛び切りの愛国者だということがわかりますね。だからこそ、私たちの開発にも、ものすごい熱の入れようで叱咤激励《しったげきれい》してくれたんだと思います。

この一号機が出来上がった時にも、ひとまず形にして作り上げたことは評価してくれました。ただし、機能自体については「あれがダメ」「これがダメ」の連発でした。

それまでは私の上司が福島先生と直接やりとりをするリーダーだったんですが、ＯＭＥ―５０００の後継機となるＯＭＥ―８０００を作る時からは、その役割を私が担うことになりました。一九八〇年代の末から九〇年代の初頭頃、直接お話をするようになって、あの独特のお人柄や、厳しさに触れるようになりました。

ともかく、顕微鏡への要求は厳しかった。試作機だって普通なら二つ用意する程度ですが、相手が福島先生となれば五つ用意したりしました。要求水準が高い先生ですから、私たちとしたってそれなりに自信が持てるレベルに来てから見せるんですが、それでも

「ダメ」の連発になります。

最終的にようやく、「かなりいいところまで来ましたね」と言われた試作機と、それ以前のものとを私たちなりに見比べてみたんですが、そもそも違いがどこにあるのか、開発したこっちがわからなかったりしたこともあったほどです。

シンプルな表現をすれば、目が違うってことなんだと思います。スコープから覗いた時の映像が、ほんの少しでもクリアでなければ脳神経外科の手術では機能を十分に発揮できないわけですから、厳しいのは無理もない。でも、本当に微妙な違いまで見分けてしまう目の力は凄まじいですよ。

それに福島先生の場合は顕微鏡と一体になって手術をする人ですから、ちょっとしたアームの動きとか、形状にも細かな注文が出ます。手術用の顕微鏡を使う場合はたいていドレープと呼ばれるビニールのカバーで本体を覆ってしまうんですが、そういった小物についても、いろいろ注文が出ます。普通の先生ならば、手術前にドレープをかけるような作業は人に任せてしまうんですけれど、福島先生の場合、そういうこともご自分でなさったりする。だから、「ドレープが装着しにくい」なんていう点にも気づいてしまうんです。

我々と福島先生の関係を見た人が時には「乗用車を作るのにＦ１ドライバーの要求ばかり呑んでいて大丈夫なのか」と言ったりもします。たしかに今でも福島先生ほど顕微鏡を駆使される方はいません。でも、例えば当社が開発したスリ鉢状にスムーズに動く機構などは、福島先生以外の脳神経外科医の方々からも絶賛されたりするんです。要するに、常に先を行っている人だから求めるレベルも高いけれど、それに対応できれば世界中の医師にも良さを認めてもらえるというわけです。医療機器メーカーにとっては理想的なパートナーと言ってもいいでしょう。

そりゃあ、ダメな時は徹底的に言われます。アメリカまで持っていって、その挙げ句「ダメ」なんて言われた時にはとことん落ち込みました。でも、僕らだって開発者です。宿題を出されれば出されるほど開発者魂を揺さぶられて「よーし、やってやろう」って思うんですよ。福島先生というのは単に「ダメだ」と言うだけの人じゃないんです。「ここをこうしたら、こういうことができるようになる」という明確な指示をくれるんです。私たちでは気づかないことを指摘して新しい宿題を出し、開発者魂をくすぐるんですよ。あの人の叱咤激励はいい監督なんです。落ち込まされるけれども、最後の最後という部分で励ましてくれる。あの先生がいなかったら、ここまで早い段階で進化できなかったと思いますよ。

最後に「勝利の瞬間みたいなものはあったんでしょうか?」と聞いてみた。すると深谷氏はこう答えた。

先ほど言いましたOME―8000が完成した時、ちょうどドイツのライバルも新製品を発表するところでした。学会へそれを持ち込んだ時、福島先生自らが「これはね、助手のスコープからも立体視できるんだ。我々医者が十数年待ち望んできた機能を実現している」と、世界中の医師の前で話してくれたんです。その結果、展示ブースへの来訪者でライバルを圧倒することができました。この時は祝杯をあげましたね。

でも、福島先生はまだ完全には満足していなかったんです(笑)。それで、さらに基本性能を強化して二〇〇三年発表したのがOME―7000です。これが出来上がった時に、初めて「深谷さん、やりましたね」と握手してくれました。本当に嬉しかったのはこっちの時かもしれません。世界のナンバーワンがプロとして認めてくれたんだと思えましたから。

ただ、これで終わってはいないんです。早くも新しい宿題をもらってますからね（笑）。

実は東京での手術に用いられたのは、オリンパスにとってはライバルにあたる会社のものだった。手術中、Dr.福島は何度も「ああ、この顕微鏡はバランス悪いなあ」と腹立たしげに言っていた。むろん、一〇〇〇万円単位の高価な機器である、病院がそう簡単に導入したり、買い換えたりできる代物ではない。だが、「いい手術」を「より確実に」することをDr.福島は目指している。そのためには「いい道具」が必要であることも知っている。福島氏だけでなく、彼が訪れるすべての病院関係者もそれを理解している。ただ、福島流の手術を行うために必要な機器をすべて即座に揃えられる病院は残念ながら数少ない。「患者のため」には優れた道具を揃えられる経営環境がなければいけないのだが、Dr.福島によれば、先に紹介した通り、医療をめぐる様々な制度が整っていないがゆえの残念な実情があるようだ。

Dr.福島が今回の来日で訪れた茨城県日立市の聖麗メモリアル病院にはオリンパスの顕微鏡が備えられていた。Dr.福島と深谷氏をはじめとするオリンパス開発チームが試行錯誤の末に作り上げたものだ。手術室へ入るなり顕微鏡のハンドルを手にした福島氏は「そうそう、これですよ。やっぱり動きが違いますねえ」と喜色満面である。

6. すべてを患者さんのために

●十二月二十七日

前日、東京の森山記念病院で行われた三つの手術はすべて成功だった。I氏いわく、「福島先生が思ったように手術できなかったような場面は、年に一度あるかないか」だそうだ。それも、いわゆる「失敗」とは異なるという。たとえは悪いが、ホームランを打つつもりが三塁打に終わったようなもの。それでも、こういう時には近寄りがたいほどDr.福島は落ち込んでいるという。逆に「手術がうまくいっている時は本当に上機嫌ですよ。手術が好きなんですよね」とI氏。たしかに昨日の森山記念病院でも、Dr.福島のご機嫌は手術が進むに連れて良くなっていった。

一方、朝は比較的静かである。手術着に着替え、手術室に入っていくに従い、テンションは上がっていく。

ところが、問題はいつも突然起きる。

Dr.福島の目線になれば、患者にとってマイナスにつながるような要素は手術中いくらでもある。ちょっとしたことで、雷は落ちる。医者は経験を積まなければ上達しない。しかし、一人ひとりの患者は「医者の練習台」ではない。だから、ひとたび若い医師が患者の立場を忘れているような言動をすれば、一転して鬼となり、雷を落とす。

印象的だったのは翌日。

開頭を任された医師が患者の髪を剃り終えた時だ。この患者の手術は鍵穴手術で、というわけにいかず、かなり大きく頭部を開くことになっていた。その場合、まずは髪の毛を剃刀などで剃った上で、電動ドリルなどで開頭を進めていく。このプロセスに間違いはなかった。

ではいったい、何がDr.福島の逆鱗《げきりん》に触れたかといえば、髪の剃り痕である。あちこちから軽く出血をしていた。

「なにをやってるんだ！」

Dr.福島の怒号で手術室は静まりかえった。

「あなた、この患者さんをなんだと思ってるの？　女性よ。手術が終わって、鏡で見るのよ。こんなにあちこち出血させた痕《あと》が残っていたら、悲しむでしょ。どうして、そういうことを考えてあげないの！」

福島氏が常に口にする言葉は二つある。一つが「一発全治」。もう一つが「すべてを患者さんのために」だ。ここで言う「すべて」には、こうした事柄さえ含まれている。「治せばそれでいい」という思いは、福島氏にはない。

たった数日、手術を見てきただけの私たちの胸中にさえ、恐ろしい魔が住み着き始めたことを、このDr.福島の怒号は教えてくれた。患者さんが男性なのか女性なのかはメモにとる。だが手術が進むうちに、そうしたことを忘れてしまう。

二日間の滞在中に何度もDr.福島は言っていた。「こんなに患者さん思いの病院はない」と。この病院の医師、スタッフらは患者やその家族に温かな接し方をしていた。それでも、こういうことは起きる。患者の生命に直接関わらないような事柄に対しても油断があってはならないことを、福島氏の怒声はそこにいたすべての人に呼び覚ましたに違いない。

7. 無血革命

さて、血の話題になったところでDr.福島の独特の手術スタイルをもう一つお伝えしなければと思う。それは無血手術だ。

三井記念病院の田草川氏に取材した折、「福島先生の手術を一言で表現するとしたら何でしょう?」と尋ねたことがあった。その時、田草川氏から返ってきた答は、「流麗」だった。福島氏の手術がいかに速いかは十分伝わったことと思うが、田草川氏によれば「ただ単純に速いんじゃない」のだという。

「ドタバタと焦って手術して速く終わる、なんてものではないんですよね。先生は事前に綿密に手術をイメージして、必要な準備は完璧に整え、流れるようにオペをします。しかも、『一滴たりとも無駄な血は流さない』と強く決めている人ですから、本当に美しい手術になるんです」

助手の動きや必要な道具が揃っていない時には、そうした流れが止まる。しかし、Dr.福島が自分で動いている時の様子は、本当に静止している間がない。汗をかきながらアクセクと動くのではなく、ミクロの世界だというのにさらさらと流れるように動く。

そして血についても違いは明白だった。手術の途中までを任される他の医師たちは皆、「天下の福島氏が信頼したからこそ任された」人たちなのだが、いざDr.福島にバトンタッチされると、開頭部の様子は一変した。

最先端の手術用顕微鏡を用いたオペでは、福島氏がスコープ越しに見ているのと同じ映像が手術室に設置されたモニターテレビの画面にも映し出される。執刀を行った病院の医師らはもちろんのこと、見学者らも皆、このモニターに映る画像をビデオに録画して持ち帰る。ともあれ、そういうわけで開頭した脳の中でDr.福島が何をしているかは、拡大された画像で常に確認できた。

そして、そのモニター画面の全体的な色合いが、福島氏にバトンタッチされた瞬間に、目に見えて変わるのだった。ヒトの身体を開いて手術をしているのだから、当然、そこは血の赤い色に変わる。だが、他の医師が執刀している際に感じていた赤い色と、Dr.福島が執刀し始めてからの赤とでは、その強さが違う。ちょっとした出血が起きても、Dr.

福島は丹念に血止めを行いながら進めているのだ。

それにしても、どうして無血手術を旨とするのだろうか？　後にDr.福島に尋ねてみた。

「そんなのは当たり前ですよ。患者さんの血一滴にどれだけの価値があると思うんですか。手術なんだからといって、患者さんの命を支える血を無駄に流していいはずがない。それに、手術を成功させるためにも出血は大敵なんです。血の赤い色の中で進めていたら、見えるものも見えなくなるんです。脳というのは本当に繊細にできているんですから、常に視界をしっかりと維持しなければいけない。無血手術にはそういう理由があるんです」

単なる美学などではない。やはり帰るところは「すべてを患者さんのため」の精神。

「流麗」なる手術は、そうして生み出されたのだった。

8. 白足袋をはいたマエストロ

●十二月二十八日

二日間の日立での滞在中、聖麗メモリアル病院でDr.福島は一三の外来診察と七つの手術を行った。聴神経腫瘍摘出、小脳腫瘍《しょうのうしゅよう》摘出、顔面神経吻合《ふんごう》……そのいずれもが大手術であることは言うまでもない。しかも先の森山記念病院でもそうだったが、福島氏は手術を一つひとつではなく、複数いっぺんに進めるノウハウを見せた。

聖麗メモリアル病院は大きな手術室に二つの手術台を設置していたが、常にどちらの手術台にも患者がいた。Dr.福島は執刀をしながら、もう一方の手術台で手術を進める院長の岡部慎一氏をはじめとする聖麗メモリアル病院の医師へも指示を出した。ちなみに当年四十五歳の岡部氏もまた、一九九六年にアメリカはペンシルバニア医科大学のアルゲニー総合病院で研修を行った経験の持ち主。当時同病院で教授を務めていたDr.福島から直接教えを受けた一人だ。

自らの手もとの進行具合を計算しつつ、もう一つの手術台の進捗《しんちょく》状況も確認していくDr.福島は、大事な局面が近づくとそれまで執刀していたほうの手術を別の医師に任せて、もう一方の手術台へ。大きな声を出し、想定しうる展開への注意や指示を双方の手術スタッフに出しつつ、必要になりそうな道具があれば「○○は用意できてる？」「この後、△△をするからね」と準備を促す。一方の手術が無事終わりそうな展開になってきたなら、次の手術が何時頃から始められるか、見通しをアナウンス。それを受けて例えば看護師らは患者の家族に伝達し、次の患者を手術室に迎え入れるための準備を本格化させていく。

麻酔をかけられた患者を手術台に固定する際も、Dr.福島は自ら進んで携わっていく。普通、大学教授レベルの医師ならば部下に任せきりにするような作業だが、福島氏はそうした部分にもこだわりがある。もちろん、「患者が手術台の上でどんな姿勢をとれば医師が執刀しやすいか」も大事だが、そればかりではない。

「きみ、そうじゃないよ。こんな姿勢で何時間もやったら、この患者さんに内出血ができちゃうでしょ。こうだよ、こう」

先の剃髪の際と同様、手術に携わる者の精神を陣頭指揮で現場スタッフに伝えていく。顕微鏡のセッティングを自分でやることも当たり前だと思っているし、そうした動きの中で気がついた点があれば、すぐに人を呼ぶ。

この両日はオリンパスが開発した最新の電子メスを使うため、同社の営業マンも手術に立ち会っていたが、彼を顕微鏡のところまで呼び寄せた福島氏はスコープ部分を指示し「ここにストッパーを付けてくれ、と深谷さんに言ってあるんだけど、どうなってる？　ともかくあなたからも言っておいてね」と指示。後にこの話を深谷氏に伝えたところ、「そうなんです。それもたくさんある宿題の一つなんです」と苦笑いしていた。

とにもかくにも、こんな風に福島流手術は進行していくのであった。彼の号令のもと数十人の多様な関係者が目的に向かって動く。まさに指揮者、マエストロのような働きをDr.福島は行っていた。そうでなければ複数の手術を連続して進めることなどできないのだ。

そんな中、Dr.福島の足もとに注目した。そう、そこにもDr.福島のトレードマークがある。白足袋だ。

通常、手術着や帽子などは病院内で殺菌され、参加者はそれを着用する。もちろん病院によって色やスタイルは若干の違いを見せるものの、足にはくのは厚手のソックスである場合が多い。だが、聖麗メモリアル病院のようにDr.福島が頻繁に訪れ、手術を行うような病院では特別に白い足袋を用意していたりする。福島氏がそれを望んでいることを知っているから。

「なぜ足袋なんですか？」。そう尋ねるとDr.福島は、「一つには動きやすいから」と答えた。先にも説明したが現代の最先端手術では足もまた重要な働きを求められる。顕微鏡の操作にはフットペダルでの調整は不可欠だし、電動のツール類のスイッチもフットスイッチであるケースが多い。厚手のソックスよりも、足の細かな動きにフィットする足袋のほうが好都合だというわけだ。けれども、理由はそればかりではない。

「歌舞伎の舞台じゃあないですけれど、大事な仕事場、神聖な場所に入る時、やはり日本人は白足袋をはくでしょ。まあ、最近の人はそう言ってもピンとこないかもしれませんけど、私にとってのオペ室は、役者にとっての舞台と同じ。だから足袋なんですね。そんなわけでアメリカでオペする場合もはいてるんですよ」

前章で詳しく紹介したが、実はDr.福島の父親は明治神宮の名誉神官となり、明治記念館の館長でもあった人。「アメリカに住んではいるけれど、こよなく日本を愛する人」という声はオリンパスの深谷氏のみならず、今回取材した多くの人々が共通してもらした福島氏の人物評だが、生い立ちを聞けば「なるほど」と思ったのではないか。神に仕えた父をこよなく尊敬していたというDr.福島が、自らの最も神聖なる場所にて白足袋をはく姿には何の不思議もない。

白足袋をはいたマエストロは、時にジョークを飛ばし、時に怒鳴り、「流麗」なる手術を指揮していった。なにもかも、言葉も道具も手足の動きも、「すべてを患者さんのために」へ向かって休むことなく動かしていた。

9. 手術師としての実績、成功率、幅の広さ

下垂体腫瘍・累計手術数約一五〇〇

顔面痙攣《けいれん》・累計手術数約三一〇〇

三叉《さんさ》神経痛《しんけいつう》・累計手術数約二一〇〇

聴神経腫瘍・累計手術数約九〇〇

髄膜腫《ずいまくしゅ》・累計手術数約一二〇〇

動脈瘤《どうみやくりゆう》・累計手術数約一五〇〇

以上は、Dr.福島のこれまでの実績を大まかに示したものだ。量も破格ならば、成功確率ほぼ一〇〇％というのも他に例のない実績だ。しかし、さらに驚かされるのは幅の広さだと、三井記念病院の田草川豊部長が教えてくれた。

「例えば聴神経手術にこの人あり、と言われている医者にサミー氏がいます。この人はおそらく聴神経腫瘍の手術を二〇〇〇以上やっていると思います。これだけ比べたら、福島先生よりも多い。でも、サミー氏は聴神経しかやらないはず。福島先生はいろんな手術を分け隔てなく成功させながら、聴神経腫瘍の手術でも他の医者よりずっとたくさんやっている。そこがすごい。私だって日本では非常に実績の多い医者だと言われていますが、それだってせいぜい八〇例くらいなんです。やっぱり福島先生はけた違いなんですよ（笑）。頭蓋底手術の世界にもジャネッタという偉大なお医者さんがいます。でも、やっぱり福島先生はこのジャネッタ以上に頭蓋底手術でも実績を築いているはず」

そして同様のことを、杏林大学の塩川芳昭教授も言っていた。

塩川氏は結局三日間付きっきりでDr.福島の日本での手術を見学していった。そして、福島氏はといえば、彼がいない場所を選ぶようにしながら「塩川君は本当にいい医者ですよ。次の世代でリーダーになれる数少ない名医です」という発言を繰り返していた。

取材班は折を見てこっそりそれを塩川氏に伝えたのだが、彼はきっぱりと首を横に振った。

「あれだけの人にそこまで褒められたら嬉しいですよ。心の底から嬉しい。でも、僕なんてまだまだあの人の足もとにも及びません。一つの領域でなら、もしかしたらいずれは福島先生の領域にまで届くかもしれない、とは思うんです。そうならなきゃいけないな、そうありたいな、と思うんです。でも、福島先生は幅が広すぎる。あの先生みたいな活躍を僕が期待されるのだとしたら、荷が重すぎます」

塩川氏には、さらに違ったテーマがあった。

「とにかく福島先生は、着実な技術と理論に裏打ちされた確実性の高い手術を人並みはずれた経験で固めてきた『世界のトップ』です。憧れるけれどなかなか追いつけない偉大な先人です。しかも教育熱心でもある。『脳神経外科のタイガー・ウッズを育てるんだ』と言って、例えばアメリカでも定期的に講習をしたりしている。一緒に手術する医者にも教育をしていくし、今回の僕のような見学に来たドクターにも手術中に直接声をかけて指示をしてくれたりする。これまた簡単にできることじゃないんですよ。私自身、教授になって雑務も増えちゃいましたが、とにかく臨床医として治していくことと、後の世に技術や知識を伝えていくこととを両立させる難しさ、そのジレンマに悩んだりしているんです」

複数の手術を並行して進める手際も見事だが、もっと大きな目線で見て「治す」ことと「伝える」ことまで並列で行うところにも塩川氏は「ものすごさ」を感じるのだと言う。塩川氏が当番幹事を務めた二〇〇三年秋の関東脳神経外科懇話会にも、忙しいスケジュールの合間を縫ってDr.福島は参加。多数の聴衆を前に特別講演を行ってくれたという。

さらに言えば、聖麗メモリアル病院での二日間の予定を完遂したDr.福島は、その夜のうちに福島県郡山市へと移動した。翌朝から始まる総合南東北病院での手術に向けて、であったが、それればかりではない。

午後八時近く、郡山に着くと今度はホテルの部屋に荷物を下ろすこともなく、総合南東北病院理事長の渡邉一夫氏が待つ会合の席へと急いだ。単に翌日の手術の打合せとか、旧知のパートナー・渡邉氏との会食のためではない。渡邉氏が二〇〇四年春オープンさせる、おそらくは世界最大となるペット（PET。陽電子放射断層撮影装置）検査センターについての会合だ。Dr.福島の活動ベースであるウエスト・ヴァージニア大学のトップたちが、このペット検査センターを是非見学に来たいと申し出たらしいのである。それをどのように進めるか、早急に話し合う必要があっての会合だった。この人は「日米の医療の架け橋」役さえ担っているのである。

10. これがDr.福島の手術だ——密着取材の記録

●十二月二十八日・夜

「福島祭り」「福島フェスティバル」……茨城県日立市の聖麗メモリアル病院の一部スタッフの間では、Dr.福島の来訪はこんな風に呼ばれている。先述の通り、十二月二十八日の手術をすべて終えるとDr.福島は大急ぎで郡山に向かうこととなった。そんなドタバタとした時間帯に先の呼び名を教えてくれた女性スタッフに「お祭りももう終わりですね」と、声をかけた。すると、

「はい、残念です。寂しい」

そう言ってうつむく。

なぜ祭りなのかといえば、Dr.福島が来ている間は病院内が一変するのである。これまでにも何度も同病院を訪れているとはいえ、Dr.福島の来訪はすなわち大きな手術の連続

をも意味する。ドクターやナースだけでなく、病院中に緊張感が走る。が、その一方で福島氏がやってくるだけで、急激に院内のムードが華やぎもする。Dr.福島の大きな笑い声や、楽しげな会話や、独特のジョークが聞こえてくる。福島氏の手術を見学に来る人もいれば、取材陣が来ることもある。いろいろな意味で病院はいつもと違う空間のようになる。だから祭り、フェスティバルと称される。

本当をいえば福島氏が到着する前から院内は慌ただしくなる。三井記念病院時代などを知っている人たちは「ずいぶん丸くなった。優しくなった」と言うものの、やはりDr.福島は今もあらゆる面に目を光らせ、問題があれば超弩級《どきゆう》の雷を落とす。大手術を前に万全を期して準備を進めつつ、それぞれが仕事の内容に落ち度がないよう心構え、ぴりぴりとした緊張感が張りつめる。

そうはいっても、この病院の人々は全員が福島氏をドクターとして尊敬すると同時に、人間として慕ってもいることがよくわかる。だから、Dr.福島とは旧知の仲である事務長の赤津武宏氏を先頭に、「前に来たとき福島先生がおいしいと言っていたもの」「喜んでくれたこと」を思い出し、精一杯の歓迎準備もまた進められていたようだ。

まさに「祭り」。素晴らしい命名である。

●十二月二十九日・午前八時

　明けて十二月二十九日、Dr.福島は郡山の総合南東北病院に入った。日本でも屈指の巨大な病院の通路をいつもの通りの速い足取りで歩き、いったん理事長室へ。前夜すでに会合で再会していた渡邉一夫理事長としばし談笑すると、うながされて大講堂へと向かう。そこには三〇〇名を超えると思われる同病院のスタッフが集合していた。朝礼である。

　即座に渡邉理事長が壇上に立った。

「みなさんおはようございます。さて、本日は脳神経外科のほうに、世界的な医師であります福島先生をお呼びしています。……」

　渡邉氏は簡単にDr.福島の略歴を紹介すると、すぐに福島氏を呼び寄せ、マイクを委ねた。福島氏はといえば、心持ち照れくさそうである。だが、ほんの二～三分の挨拶の中、何度も数百人のスタッフを笑わせながら、こんな話をした。

「……私と渡邉先生の関係は非常に旧《ふる》くて、まあ義兄弟のような関係といいますか。あ、兄弟と言っても親は違いますけどね（一同から笑いが起きる）。お互いにまだ若かりし頃、一緒に悪戦苦闘をした間柄です。……三月末には私のいるウエスト・ヴァージニア大学の病院長と主任教授をここに連れてきます。まあ、皆さんお忙しいでしょうけれど、日本最大のPETセンターをどうか見せてやってください。それと、私はこの病院には以前は何遍も来ていたんですが、しばらくの間来ておりませんで十五年ぶりです。でも、今日この様子を見て思いました。素晴らしい。アメリカから来る二人には、日本の医師やスタッフがこんな風に一致団結できるんだという姿もね、見せてやってください。……実をいいますと、僕は学生時代、ろくなものではなかった。遊んでばかりの学生でした。でも、いざ医療の現場を見たら困っている人がたくさんいることに気づいたんです。それ以来、反省して真剣に勉強しました。神様を信じて全力を尽くして患者さんを助けたい。その一心でした。そして、そういう思いで私と渡邉先生は意気が合ったんですね。この病院にも院是として『すべては患者様のために』と書かれている。これはまさしく私自身のテーマでもあるんです。医者にとって、病院にとって、一番大切なのは親切と愛情だと思うんです。どうか皆さんも是非奮闘努力して頑張りましょう」

●午前九時

朝礼が終わると手術室へと急いだ。

　この日の手術は一つだけ。患者は六歳の男の子。彼の聴神経腫瘍を摘出する手術は、十時間を超えるものになるだろうとDr.福島は考えていた。集中してかからなければいけない難手術。小さな男の子の頭を大きく開き、一気に腫瘍を取り去る手術が待っている。他の患者の手術まで同時に進めることは無理だと判断してのことだった。

　しかし、手術室に入ったDr.福島の顔はその瞬間、歪んだ。すでに麻酔をかけられ、手術台の上にいる患者を見て「小さいね」とぽつり。助手を務める同病院の後藤博美医師は「はい、六歳です」と答える。福島氏は首を振った。

「いや、そうじゃなく……六歳というのは聞いていた。でも、坊やは六歳の中でも身体が小さいんじゃないかな」

「はあ」と困惑する後藤医師を引っ張るようにして、手術室の壁面に並べられたMR写真の前へ。

「事前に（写真を）見せてもらってはいたけれど、やっぱり腫瘍大きいよね。しかも動脈や大事な神経をいくつも巻き込んじゃってる。僕はね、後藤先生、もっと身体が大きくて痩《や》せていないイメージで、今日の手術を想定していました。でも、ちょっと方針を変えます。あの小さな身体には長い手術は無理です。早く終えてあげないといけない」

　これまでの手術よりもずっと多い総勢二十人ほどのスタッフはDr.福島と後藤医師を取り囲むようにして話を聞いていた。マスクはしているが、皆、朝礼の時にDr.福島の話を聞いていた表情とはまったく違っていたはずだ。

「ともかく準備しましょう。早く坊やを解放してあげましょう」

　その声で皆が一斉に動く。Dr.福島も手洗い（手術参加者が必ず行う入念な手もとの消毒作業）を始める。そうしながら後藤医師に言う。

「鍵穴で行きます」

「え?!　鍵穴ですか?」

「大丈夫。できるよ」

「わかりました」

　今までにない緊迫したムードだった。頭部を大きく開いて行うはずの手術を急遽《きゅうきょ》鍵穴手術に変更するというのだ。しかも鍵穴手術に変更はしても当初予定していた成果に限りなく近づけようとしている。緊張が走るのは当然だ。だが、手を洗い終えたDr.福島はくるりと振り返ると、言った。

「方針の大変更です。正攻法の攻撃は無理と判断したので、鍵穴ニンジャで短時間に攻め落とします。開戦直前の戦術転換だね」

手術には万全を期するのが福島流。だから他の医師よりも早く手術をスタートするし、仮に予想外の事態になっても事前に想定できているから即座に判断をしながらスムーズに手術を終える。その福島氏が直前に戦法を変えると言い出したのだ。しかも、皆が緊張する中、当の本人はけろりと微笑んでいる。そして、手術室に戻りながらこう言う。

「私だって直前に戦術を変えることはありますよ。滅多にないですけど、一〇人に一人くらいの割合で一八〇度の方向転換はします。それにあなた、坊やの身体が持ちこたえられないような戦術を無理にやっても、何もいいことはないでしょ。予定通りの手術をするのが医者の仕事なんじゃなく、あの子を今確実に救うのが私の仕事なの。戦術を変えたといっても勝算があってのことなんです。だから別におどおどすることはないの。ね？」

と微笑む。さらに手術室に設置された顕微鏡がオリンパスの、しかも福島スペシャルとさえ言えるOME—7000であることに気づくと、「よし」と一声あげた。

●午前十時三十分

驚くほど機敏に動くスタッフとともに、患者の体位（手術を受ける姿勢）をかため、器具を用意する作業は短時間で整った。直前の戦術変更に驚きを隠せなかった後藤医師をはじめとするオペのメンバーだが、それでも完璧とも言える動きを示した。午前十時三十分、開頭がスタートした。

Dr.福島は今回、最初から最後まで自分がメインとなって進めるつもりのようだ。難度の高い手術であることがわかる。ただし、その様子はいつもの通り。世間話やジョークも交えて、楽しげに進めていく。しばらくたって、介助つまり器具の受け渡しを行う男性看護師に声をかけた。実はこの人もまたすごかった。

「きみは、前からいたよな」

「はい」

「じゃあ十五年とか二十年前からか？」

「そうです。でも一度外へ行って、また戻ってきました」

「なに？　『おつとめ』を果たしたのか？　網走番外地か？（笑）」

Dr.福島のジョークの多くはこういった類のものである。ともあれ、こうした会話が手術中の緊迫しがちなムードを和らげていく。

ところで、この介助を行う看護師の何がすごいかといえば、約四時間に及んだこの手術の中で、一度も渡す器具を取り違えなかったのである。前にもお伝えした通り、福島流のオペは専門家に言わせれば「まるでビデオの早回しを見ているかのよう」に速い。しかも使う道具も多種多様。一つの手術で何十種類という道具を何百回も取り替えて行われる。以前Ｉ氏が「スーパーマンみたいな介助が付けば、福島先生のオペはさらに速くなる」と言っていた時、「スーパーマンみたいな、って例えばどんな人ですか？」と聞いたことがあった。Ｉ氏の答はこうだった。

「あの福島先生が次に何をするか読める人ってことですよ。例えば吸引管だけでも何種類もありますよね。番号がついているんですけど、先生が『三番』って言ってから探して渡すのと、『きっと次は三番だな』と思って用意している人が渡すのとではかかる時間が違います。ただでさえスピードがものすごい手術で、福島先生の次の一手が読める人はやっぱりスーパーマンなんですよ」

プロ中のプロはちゃんといる。福島氏も別の機会にそう言っていた。そして今、目の前にそのスーパーマンがいたのである。きっと、福島氏はあまりにもスムーズに気持ち良く器具を渡してくれる彼に驚き、そして喜んで、先の会話になったのだろう。手術の後半ともなれば、すでに器具類は何度も行き交い、台の上の並び方も不規則になっていく。それでも彼の渡し方は的確だった。さらに驚いたのは、途中から時折Dr.福島が器具の名を言わずに手を差し出したにもかかわらず、見事求めているハサミや吸引管などを渡していたことだ。本当のプロ同士による「あ・うん」のコンビネーションは美しい限りだった。

●午前十時五十分

いよいよ腫瘍に到達した。いつものごとく、丁寧に、しかし素早く病魔を摘出していく。が、間もなくDr.福島の声のトーンが一つ上がった。

「○○が上にある！」

これは腫瘍に関する内容ではない。この六歳の男の子の脳内の神経配列が、通常とは異なっていることが判明しての一声だった。後で聞くと、別段これ自体が患者にマイナスに作用するような類のものではないらしい。しかし、多くの人の脳と同じ神経配列だと思って執刀医が油断していたなら、この神経を傷つけてしまう危険性はあった。どんなにスピーディでも慎重さを失わないDr.福島だから、これを見つけ問題は起きなかったと言える。加えてカンも働いていたようだ。これまで触れてはこなかったが、Dr.福島は「カン」の重要性を何度も口にしていた。

「どんなに医療技術が進歩したといっても、脳の中の様子というのは最終的には開いてみなければわかりませんし、人によって千差万別なんです。だからこそ私は、とりわけ脳神経外科に教科書での勉強などさして大きな意味がないことを指摘し続けています。臨床経験の重要性を訴え続けているんです。経験を積んだ医師にだけ、カンというものが宿るんですよ」

別の病院での手術でも象徴的な出来事があった。

MR画像ではなかなか確認できない部位、しかも顕微鏡を通して開頭部を見るだけでは視界が届かない部位に腫瘍があることを、Dr.福島はカンで主張していた。慎重にその部分に近づき、ついに見えるようになった時、そこに間違いなく病魔がいたのだった。若い医師や、見学に来ていた医師ら、その場に居合わせたドクターたち全員が驚嘆した瞬間だった。

「カンなどで手術をするな、と思う人がいるかもしれませんが、経験に基づいた推測や予測が科学や技術の領域を超えることがあるのを、私は自分の目と手で体験してきたんです。もちろん、きちんとした裏付けなしにはできないこともある。やってはいけないこともある。そこはわきまえつつも、目の前の患者さんを手術一発で全治させようと思ったならばカンもまた重要な素養。それを鍛え上げるためにも臨床経験が必要なんです」

Dr.福島は今回の取材中に何度も「私はゴッド・ハンドじゃない」と言い続けてきた。だが同時に「私は神に助けを求める医者だし、幸せなことにこれまで何度も助けてもらってきた医者だ」とも言っていた。カンを育てるのは経験だと主張する福島氏ではあるが、もしかしたらカンは「神の助け」が降りてくる瞬間に働くのかもしれない。

Dr.福島はOME―7000に装備されたカメラでこの様子を撮影しながら言った。

「一〇〇人に一人の割合ですよ、後藤先生。今まで九〇〇の聴神経腫瘍（の手術）をやってきましたが、この配列は七例しかない」

凄まじいまでの手術実績があればこそ、彼個人の中で十分参考となる統計が出来上がっている。どんな事態が何％の確率で起こるのか。それを自身の体験の中で体系づけることが可能なのだ。だから、滅多にない事態でさえ、慌てずに対処できるのだ。

●午後一時三十分

　手術は無事成功に終わった。確実に腫瘍を取り去るためには、多少患者に負担をかけるものの、大きく開いて行う手術のほうがベターだと思われていた手術。それを開始直前に、患者の身体の小ささ、細さを見て急遽負担が圧倒的に少ない鍵穴手術へと方針転換した手術。普通ならば、鍵穴から入り込んでも、ごく一部の腫瘍しか除去できないところを、「ブラック・ジャック」は、当初の計画通り、あらかた摘出してしまったのだ。手術中のプロセスも完璧だった。Dr.福島のみならず、鍛え上げられた総合南東北病院のドクターとスタッフが獲得した勝利だった。

「さて、ご家族はいらしてるんでしょ」

　とDr.福島は後藤医師にたずねた。

「はい」

「じゃあ、後でお会いしましょう。でも、わかってるでしょうけど後藤先生には言っておきますね。ニアリー・トータルでほとんどの腫瘍は取りました。でも、小指の爪ほどの腫瘍はまだ残っています。大事な神経の近くにあって、私でもこれは今回取れませんでした。ただ、坊やが成長することによって、これを取ることも容易になります。ここまで取ってしまえば、残った腫瘍はすぐに大きくなったりはしないから安心して大丈夫。そのかわり半年おきとかで、きちんとMR検査を受けて経過を観察しましょう。とにかく生活する上では何の障害も起きないはずですし、坊や自身が大きくなることで体力もつくでしょう。そうしたら一年後とか二年後にまた手術しましょう。その時には全部取れるはずです。とね、そういう風にあなたからもきちんと説明してあげてね」

「はい、わかりました」

と後藤医師もうなずいた。

Dr.福島はこの日の内に東京へいったん戻らねばならなかった。そして翌朝一番の飛行機で九州へ飛ぶのである。いつものごとく、嵐のような素早さで着替え、そして理事長室へ。用意されていた食事を取りながら、手術の報告、PETセンター関連の打合せを進めていく。

ここでまた「義兄弟」はよく似た行動を見せてくれた。どうやら、術後すぐに先の手術を受けた男の子の家族を応接室に呼んでいたようなのだが、それが気になって仕方がないようなのだ。「どう？ いらした？」、と福島氏が言ったかと思えば、別のタイミングで渡邉氏も電話を手に取り「どうなの？　まだ？」と気にかける。
なんだかんだと、壮大な話をたくさん抱えてはいても、結局のところ一番気になるのは患者とその家族、ということのようだ。

●午後二時四十五分

家族がやってきた。すでに手術の成功は後藤医師らによって伝わっているものとは思うのだが、やはり表情には若干半信半疑な部分も見受けられる。しかし、福島氏と渡邉氏の笑顔、細かな説明がそうした怪訝《けげん》を消し、晴れやかな顔に変えた。ついにはご家族と一緒の記念撮影までしてしまう。

家族との面会も終わり、そろそろ出立という頃に渡邉氏の秘書がやってきた。総合南東北病院に来ている研修医が、もしもかなうならば、と面会にやってきたようだ。もちろんDr.福島は快諾する。若い研修医は緊張した面持ちで「あ、あの感激です」と言ったまではよかったが、何を話せばいいのかわからず秘書に救いを求めるような視線を投げかけた。

「（福島）先生、なんかサインが欲しいんですって」

そう秘書が言うと研修医の持っていた教科書を指し示した。

「お安いご用ですよ」と歌うように言ったDr.福島はさらさらと名前を書き込み、そして言った。

「頑張りましょうね。患者さんのためにね」

ラストホープ福島孝徳

第4章

日本医療界を改革せよ

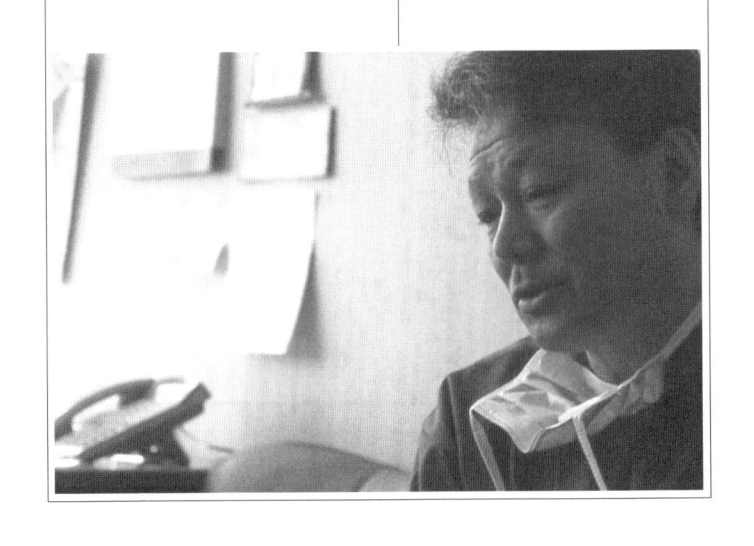

1．拝啓　小泉総理大臣殿、敬意を込めてもの申します

私は現在アメリカに居住してはいますが、年に数回は必ず日本へ戻り、手術を行っていますし、アメリカにいる時でもいつも日本のことを思い、心配をしています。

でも、総理大臣が小泉さんになってから期待感も持つようになりました。日本のマスコミにはあれこれ批判めいたことを言われたりもしているようですが、私が知る限り、小泉首相ほど日本の将来を本気で考える宰相はいなかったのではないかと思っているんです。

変えるべきもの、改革すべきもの、大事にすべきものを心得て、現代の日本社会に堂々とメスを入れてこられた。総理大臣ともなれば、いろいろな人たちがそれぞれの思惑でものを言うでしょう。既存の人脈による圧力や、金脈で惑わされそうになる危険性も抱えるでしょう。

けれど、一貫して改革する情熱を維持し、旧き良き日本の清廉潔白さを維持されている。

だから、尊敬していますし、多くの医師たちにも首相の清廉潔白さを学び取ってほしいと思ってもいます。

そして、そういう首相がいる今こそが様々な問題を抱える日本の医療界が変わることのできる千載一遇の好機だとも感じているんです。何十年も連綿と続いてきた悪習や間違った制度を改革することができる。そう期待しているのです。

どうかこの本の読者の皆さん、そしてできれば小泉総理大臣をはじめとする日本の政治家、官僚の皆さん、そして医療に携わる皆さん、志している皆さん、私の提言に耳を傾けてみてください。

2. 新・臨床研修制度で本当に医師は育つのか

今年、すなわち二〇〇四年の春から、日本では新しい卒後臨床研修が必須化されます。医学部を卒業した人たちのための研修制度が変わるわけです。

日本には一九六八年までインターン制度というものがありました。卒業生はインターンとしての一年間を過ごした上で、初めて国家試験を受けられるというシステムです。しかし、実際にはこの一年間をまったく無意味に過ごす人が多かったのです。そもそも財政的な保証も、細かなカリキュラム内容さえも決まっていなかったわけですから、卒業生は国家試験も受けていないのに医者であるかのようなアルバイトをするなどして、奴隷のような日々を送ったのです。

この悪しき制度を改革しようと学生たちが団結し立ち上がったのが、世にも有名な学生運動であり、その象徴が東大安田講堂占拠事件でした。学生運動はここから始まったと言ってもいいのです。ご存じの方も多いでしょうけれど、その後、学生運動の目的自体は変化していったわけですが、ともかくこれがきっかけとなってインターン制度は廃止されました。医学部の卒業生は、卒業したらすぐに国家試験を受けられるようになったわけです。とはいえ、その後も登録医制度という変てこでアンバランスなシステムが生まれ、それが廃止された後、ようやく落ち着いた内容がこれまでの研修医制度でした。

ちなみに、私自身はちょうど東大闘争の時代に医学部にいました。いわゆる闘争世代です。闘争中はまるで勉強などできる状況ではありませんでしたし、卒業後も社会制度が右往左往する中で翻弄《ほんろう》されてきました。だからこそ、卒業生たちの行く末を非常に心配しているのです。

さて、インターン制度廃止以降の医師の臨床研修がどういうものだったかと言いますと「奨めるが義務ではない」という不思議きわまりないシステムで続いてきました。ですから今回の改正で「義務」となったことは、一つの進歩とは言えるでしょう。

内科、外科、救急を基礎に置き、これに小児科や産婦人科、そして地域保健医療などを組み合わせたカリキュラムも生まれています。そして、これをローテーション方式で二年間研修していく、というのが大まかな内容です。

さらに今回の内容には「研修医報酬を保証する」ことが盛り込まれています。これまでの数十年間、大学病院や臨床研修指定病院などで研修を重ねていた医師たちは、病院によって異なる給与や研修内容のもとで勉強をしてきたわけです。実質的に給与といっても、まともに生活していけるような額はまずもらえませんでした。だから皆、結局は研修をしながらアルバイトをして、フラフラになりながらようやく二年間を乗り越えてきたのです。

ですから、研修医報酬が保証されることは朗報かもしれません。しかし、実質的にはどれだけの額が保証されるのでしょう。本当に研修医たちが技術や知識の吸収に没頭できるような環境が作られるのでしょうか？　はなはだ疑問ですし、心配です。「適正給与の支給」とともに「研修中のアルバイト禁止」なども今回の改正で制度化されます。春になってふたを開けてみたら「適正とは言い難い給与しか結局もらえず、なのにアルバイトは厳しく禁止されている」なんていう事態に陥らないことを祈ります。そうでなければ、二年間の奴隷生活が義務化されただけ、ということになってしまいます。

また、臨床の重要性が強化され、しかも特定の大学病院にばかり人が集まる一極集中を是認してきたことへの反省点も盛り込まれました。この点もプラスには感じています。都市部にある有名大学病院にばかり貴重な若い人材が集まっている状況が長きにわたって続いてきましたが、地方にだって素晴らしい病院、教育熱心な先輩たちは大勢います。こういうところへ卒業生が目を向けるようになれば、非常に大きな効果も生まれるでしょう。

ただ、やはり私は結論的にはマイナス要素、不安要素のほうを強く感じているのです。先にも申し上げたように今度の新・研修制度は、一歩間違えればかつての悪しきインターン制度を二年間に増やして復活させることになりかねない危険性をはらんでいます。カリキュラム内容もしっかり吟味しなければ、ていのいい奴隷が全国にばらまかれておしまい、となる恐れがあります。現状の内容では、結局人気のある専門科にばかり人材が流れ、脳神経外科や耳鼻科のような科には人材がやってこない傾向も打破できそうにありません。

そこで、私からの提案はこうです。後述する大学改革とも関わってはきますが、ともかく、卒業生たちが自主的に選択できる環境を用意すべきだと思うのです。つまり、希望する卒業生は一定レベルで用意された試験を受けられるようにする。試験にパスした一部の優秀な卒業生には研修の義務を免除し、即座に希望する専門科へ行けるようにするのです。医者になった後の環境の違いもあり、アメリカでは若い時から自分の専門性を磨けるチャンスが豊富にあります。だから、若くして素晴らしい技術と経験を得ているドクターも生まれるのです。

日本も若い能力を無駄にする体質を根本から変えなければいけません。卒業までの間に研鑽を積み、目指す専門科をはっきり見据えている学生が増えてくれれば、全員とは言いませんが優秀な者ならば即座に現場で学ぶべきだと思うのです。

もちろん、先の試験に通らなかった者や、自ら研修制度を望む人はそのままでもかまいません。

大事なのは若い才能に選択肢を与えること。その一点を是非プラスして検討してほしいと思うのです。若い医師が早く育つ環境を整えなければ、この国の医療レベルは下がり、崩壊してしまいます。

3. 医学部の数を削減。カリキュラムも抜本改革

さて、話は前後してしまいますが、私が何よりも若い才能育成のために急務だと思っているのが、医学部の改革です。

意外に知られていない事実なのですが、例えばドイツやフランスでは医学部に入った学生の内、卒業して医者になれる人というのは一〇%程度なんです。ところが日本ではおそらく九八%とか九九%が医師免許を得ています。結果としてどういうことが起きているか

と言えば、医者が多すぎるという事態。しかも大学でのカリキュラム内容に問題があり、臨床経験の非常に少ない医師が、うじゃうじゃ生まれているのです。

私は常々思うんです。医師という仕事ほど適性というものが厳しく問われるべき職業はない、と。とりわけ外科部門は患者さんの身体にメスを入れるわけです。患者さんの生命の危機、リスクがいつも隣り合わせにある仕事です。「誰でも彼でもなれちゃう」状況でいいはずもない。「臨床経験をろくに問われずに医師になれる」ことが許されていいはずがないのです。

日本には医師が足りていない、と感じている方がいるとしたら、それは先にも言いましたように、これまでの悪しき制度や慣習が一部の限られた病院に医師を集中させてきたことに原因があるんです。日本には適性のない、経験の少ない医師がどんどん生み出されている。これは事実です。

だから、きちんと適性を問いながら、本気で医者になりたい人だけがなれる状況を作らねばいけません。適性のない者、努力を怠る者は医師になれないようなシステムを組まなければいけません。本当に困っている患者さんを治せる医者が増えていく環境を作らねばなりません。それが実現すれば、最近問題になっている医療過誤や不正といった問題も自然と減少に向かうはずなのです。

ではどうすればいいのかと言えば、まずは医学部そのものを減らすべきだと私は強く思います。今のようにたくさんの医学部は必要ありません。数を減らしながら、質を向上させるのが改革の出発点。

次にすべきはカリキュラムの刷新です。現状、医学部であろうと最初の二年間は一般教養課程となります。しかし、医学部はその名の通り医者になりたい人が通う学部です。二年も一般教養に費やすのはもったいない。無用だとは言いませんが、せいぜい一年間で十分です。次に学ぶのが基礎医学課程ですが、これまた一年で十分です。

さて、医学部は通常の学部と異なり、昔から卒業までに六年間を要してきました。今、私は前半のカリキュラムの圧縮を提案したわけですから、「じゃあ医学部も四年制にするのか」と思われた方もいるでしょう。卒業後の研修などの道筋次第では、そうした発想もあり得ますが、とりあえず私はこれまで通り六年間大学で学ぶことを前提に、「残った四年間を臨床に当てる」ことを提案したいのです。

日本の現状の制度ではあまりに臨床経験が少ないまま医師になってしまう。その大問題を打破するには、このプランが最適だと思うのです。特に最後の六年目は完全にインターンとして扱う。そうすれば、卒業後すぐに専門科に入ることも可能になるでしょう。自分がどんな科でどういう医者になりたいか、非常に現実的に考えながら大学時代を過ごすこともできるはずです。

その上で、先ほど提案した試験を導入した研修医制度につなげれば、必ずや卒業後すぐに現場に出て行ける優秀な卒業生が生まれてくるはずです。心から志と情熱と才能を持った人たちだけが医学部に入ることができ、彼らに高度な知識と技術と臨床経験とを提供することができれば、日本でも若い医師が活躍できるチャンスは広がっていくはずなのです。

4. 国公立大学病院の民営化改革

さて、医療の改革は教育面だけを変えればそれでいいのでしょうか？

答はノーです。何にも勝る害悪が大学病院の医局至上主義です。

すべての大学病院を否定しようとは思いません。日本にも素晴らしい教授、素晴らしい学長がいることは、私もよく知っています。でも、全部が全部そうではないから、マスコミにたたかれるような不正や過誤が後を絶たないわけです。現実の大学病院に問題が山積みのままだからこそ、『白い巨塔』が、世間で受けてしまうのです。

そうした害悪の根源が閉鎖的かつ封建的な医局主義にあります。患者さんを治すことよりも、自分たちの名誉やメンツを重んじる。若手育成においても本人の技量や成果より、上に対する従順さや、世渡りのうまさで人材登用がなされる結果、優秀な若い医師たちが埋もれていってしまう。そうした結果、損失を被るのはいつも患者さんたち、という現実が残念ながら今も続いています。

私自身、かつて日本にいた時は何度も教授選に巻き込まれ、医者としての力量とは関係ない部分で苦渋を味わい、辛酸をなめた経験があります。学生時代の私生活での若気のいたりをほじくられ、引っ張り出され、怪文書にされ、悪い評判を流されたりもしました。「どれだけたくさんの人の病気を治したか」よりも「どれだけ論文をたくさん書いたか」が問われました。論文の内容、その価値なんてどうでもいいんです。論文を積み重ねた時の高さで出世が決まったりする社会だったんです。そしてライバルがいれば卑劣な手を使ってでも引きずりおろすような、そんなことが現実に行われていたのです。

ただし、その当時の悔しさから、今回の医局主義分解論を説いているわけではありません。日本の悪しき伝統の中で潰されそうになった私にも、チャンスをくれた恩人がいましたし、欧米の健全な実力主義の環境が私を現在の立場にまでしてくれました。

つまり、環境さえ良い方向に変われば、力のある医者は育つということなんです。私が経験した苦しさを、後進の人たちにはこれ以上味わわせたくないのです。

ではどうすればいいのかというと、方策は簡単です。日本のあるあらゆる国公立大学病院を民営化するのです。個人経営の病院や地域法人病院が、現状の医療費制度の実態下でいかに経営に苦しんでいるかについて、その厳しさを、本来は国公立の病院も知るべきなのです。

そして、制度に歪みがあることに気づけば「こんなことでは病院経営は成立しない」と先頭を切って発言すべきなのです。

さらに言わせてもらえば、民営化にシフトし、自らの責任のもとで経営をするようになれば、天下りのような間違った慣習も自然と消えていくでしょう。

5. 医師ハンディキャップ制度の提案

読んで字のごとし、要するに医師の能力を数値で示しましょう、という提案がハンディキャップ制度です。

次の章で患者さん側の話題としてもお話ししますが、「本当にいいお医者さん」を探そうとする時、一番手っ取り早い方法は何かと言えば、患者さんが医師に「あなたはこの病気を今までどれだけ扱い、どういう成果を上げてきましたか?」と質問することにあるのだと思います。

私はアメリカで常に質問される前から、患者さんにお話をしています。

「今までこの症例ではこれだけの手術をしてきて、結果こうでした」

「ただし、あなたの場合ですとこういう危険性も考えられます」

「結論としてはこうしたいと思うのですが、その場合の成功確率、全治できる可能性は△

%です」

……こんな風に話をして、患者さんやご家族にきちんと理解していただいてから治療をします。訴訟を起こされる可能性の非常に高い脳神経外科で、しかも訴訟社会であるアメリカで、私がいまだに一つも訴訟を抱えた経験がないのは、手術の腕ばかりでなく、自分の力を隠さずオープンにしてきたからだと信じています。

そりゃあ、私みたいな医者は特に日本には少ないかもしれません。患者さんの側にもこれまでの日本的な文化から考えると「お医者さんにそんなことを聞いて嫌がられたらどうしよう」という心理はどうしたって働くでしょう。でも、こうした情報を開示することは本当に大事です。命がかかっているんですから。

しかるべき公の機関が、しかるべき厳正な判断で医師の能力を開示していけば、患者さんの側はずっと楽に「自分がかかるべきお医者さん」を見つけやすくなります。最近は週刊誌などに「名医ベスト○○」なんて記事がよく載るようです。そういう記事が載った号はよく売れるのだそうですね。でも、じゃあその週刊誌は何を基準に「名医」を選んでいるのか。はなはだ怪しいケースが多々あります。

私が昔から交流をしている朝日新聞編集委員の田辺功さんのように、医者顔負けの勉強をして、医学、医療のことをきちんと理解しているジャーナリストも実在します。でも、マスコミの人が皆そうかといえばそうではない。事実、私がこれまでに目にしてきた週刊誌などの「名医」「名病院」ネタの記事の半分は眉唾《まゆつば》ものだったと断言します。

こうしたあやふやな情報に患者さんたちが影響されるくらいならば、医師たるもの、やはりきちんと自分についての情報を自ら開示すべきですし、それならばすべての医師が同一の基準の上で力量を明示すべきだと思うのです。

ありがたいことに私は「名医」という誉れを頂戴《ちょうだい》しています。

でも、もう六十一歳。ゴルファーでいえばジャック・ニクラウスというところでしょうか。今、医療に関わる人間が大急ぎでやらなければいけないのは、タイガー・ウッズを医療の世界に育て上げることです。例えば経験の少ない未熟な若い医師ならばハンディ五〇、それがハンディ一五以下になったなら「名医」と呼ぶ。ハンディがシングル（一ケタ）になったり、ゼロに近づくほどタイガー・ウッズの領域に近いということになる。非常に単純で多少乱暴な発想なのかもしれませんが、志を高く持っている医師にとっては、シンプルな数字は刺激になるでしょうし、「いいお医者さん」を探す患者さんにとっても明快な指標となることは間違いないと思うのです。

とにかく、一刻も早く、一人でも多くの「病気をちゃんと治せる医者」を育て上げるために、もっと医療関係者は考え抜くべきですし、制度を司る省庁も抜本的改革を恐れず敢行してほしいと思います。私が何か役に立てる場面があるのなら、もちろん喜んで力を提供します。

全世界の患者さんが求めているのは、大病院、教授ではなく、治してくれる医者。論文研究の名手ではありません。

6. 未来を担う若きドクターへの提言

ここであえて、現在勉強中の医学生や若いドクターにメッセージを記しておきたいと思います。

医師には才能というものが問われます。必要とされる努力や経験の量も並大抵なことではありません。しかし、どんな才能の持ち主だろうと、どんなに類い希なる努力家であろうと、「どこで誰に学ぶか」によって大きく未来が変わってくるのだということを肝に銘じてほしいのです。

あなたがたが、もし自分を高めることで患者さんを治し、社会に貢献したいと心から願うならば、もっと視野を広く持って自由に行動する考え方を身につけてください。

教授となってもなお「福島の手術を見て学びたい」と考え、実行している人もいます。私が彼らを素晴らしい医者だと言うのは、何も私にとって可愛い後輩だからではありません。言うまでもなく、彼らは医師として素晴らしい実績を上げているし、さらにその上、もっと自らの技術や知識を高めたいと志しているからです。その気になれば、どんな立場、どんな年齢になろうとも学ぶことはできるのです。

私のもとには若い医師たちも多数来ます。手術が見たい、セミナーに参加したい、と。残念なことに彼らの多くが「ウチの○○教授には私が来たことを内緒にしてください」などと私に言ったりします。閉鎖的な環境のもとで若い医師たちが苦労していることを示す何よりの証拠ですね。本当に残念です。でも、彼らはそれでも「内緒にしてください」と言いながらも、学ぼうとしている。これが大事なんです。
かくいう私も、まだまだ勉強中の身だと思っています。テレビで紹介されたり、こんな風に本にされたりしていても、自分では自分に全然満足していません。どんなに手術を成功させても「もっといいやり方があるんじゃないか」「もっと患者さんに負担をかけずに治せる方法があるんじゃないか」と考えています。他の先生の手術だって見に行きます。私よりも若い医師の中にだって、優れた手法や技術を駆使している人はいる。それなら見て勉強させてもらおうと思うし、どんなに忙しくても実行しています。

たしかに日本の医療の世界には歪みや害毒が無数にある。だけれど、今すぐにだってできることはあるんです。少なくとも「自分はどこで誰に何を学びたいか」を選ぶことができるはずだし、それを行動に移すことができるはずです。私で役に立てることがあるなら協力します。どうか、人に頼らず、人を活用して、自分を高めようという志を実現するべく行動を起こしてください。

時代遅れかもしれない表現ですが「月月火水木金金、一週間に八日働け」と言いたいのです。私はそうしてきましたし、その中でたくさんの人のことを学び、多くの人との出会いからも勉強をすることができました。「ブラック・ジャック」と呼ばれるお医者さんは私ばかりではありません。世界には何人もいます。でも、まだ不足していることを私は骨身に染みて知っています。私自身がブラック・ジャックと呼ばれるに足る医師かどうかはさておき、世界中の人々が一人でも多くのブラック・ジャックを求めているのは間違いないんです。

ときどき、「そろそろ日本でそれなりの地位に就いてもいいのではないですか」というような言葉をもらいます。でも、今さら日本で教授になりたいとは思いません。もう遅すぎますよ。六十を過ぎてから教授になったって意味なんてない。米国では三十代や四十代で教授というのも珍しくない。その理由は、こうした年代が外科医にとって働き盛りだからら。そういう時に教授になるべきなんです。働き盛りの熱意ある医師が、日本でも要職に就ける例もようやく出てきているようです。だから私は、今になって教授になろうなどとは思わないのです。

そのかわり、私はもう六十一歳だけれど、私にしかできない使命を持っていると自覚しています。それは、きちんと治せる技術をもって手術をできること。私が行くことで治せる患者さんがいるし、私の手術を見ることで学べる若い先生がいる。私はそのことには絶対の自信を持っている。だからこそ日本中の先生に「私で役に立てる症例があれば遠慮なく言ってください。必ず行きます」と言ってきたし、これからも言い続けたいんです。

生涯現役というところでしょうか。私が現場で闘い続けたなら、限界に挑戦し続けたなら、「やろうと思えばここまでできる」ということが、周囲の人たちにも伝わるじゃないですか。もしもそういう限界値がわかっていないと、人というのは簡単にあきらめてしまうかもしれない動物でしょ。「六十を超えた医者が奮闘してるぞ」と知ることで若い人のモチベーションが刺激されて、「福島に追いつけ。いや、追い越せ！」となったら最高ですね。それこそ、男の生きがい、いえ、人間としての生きがいです。

もう一つの楽しみは、全世界に私の考えに共感してくれる病院や医師が増えていることです。「フクシマ・マフィア」などと冗談で言ったりもしますが、「フクシマ・ドクトリン」が確実に広がっていることです。日米欧で活動を続けてきた成果として、これを忘れることはできません。「本当の医者とは患者さんを治せる医者なんだ」という根底の考え方だけでなく、世界最新の治療法やテクニック、知識に非常に貪欲《どんよく》に取り組む若いドクターが、あちこちでたしかなポジションを獲得し始めています。彼らも皆、志を持つ後進を非常に大切にしています。

負の連鎖がなかなか止まらない日本とはいえ、世界的な視点で見た時のプラスの連鎖もあるのだということをどうかしっかり理解し、自分の成長に役立ててほしいと思います。

7. 医療の問題は皆で解決すべき

二〇〇三年、二度もテレビに出演したことで、私のもとには様々な連絡や問い合わせが来ました。

その結果として、今まで私を知らなかった患者さんから六〇〇以上もの連絡がありました。「引き受けちゃっていいんですか」などと言う者もいましたが、冗談じゃない。患者さんは皆、命がけで連絡をしているんです。頼みの綱と思ってくれるなら、福島は地球の裏側だろうがなんだろうが行きますよ。

残念なことに、悪性脳腫瘍をはじめ、まだまだ治せない病気も多数あります。実際にお会いして診察をした上で「どうにかしてあげたいけれど、今の医学の力では無理なんです」とお話しするしかない場合もある。それでも、私は患者さんに直接お会いします。また、お電話をします。

医者にとって、出会った患者さんを治せないことは、この上もなく悲しいことです。技術的に無理な場合も出てきます。予定がどうしても合わず、他のお医者さんに委《ゆだ》ねる場合だってあります。

患者さんの中には、「今すぐ手術してください」とおっしゃる方が多くいます。そのお気持ちは重々わかるのですが、中には、今あわてて手術する必要はない人、むしろ体力面を整えてから治すべき人もいます。以前にも、そうした患者さんがいました。私としては、あわてる必要はないし、しかるべきタイミングで手術しましょう、と言っていたんですがどうにも気になったのです。それで、このクリスマスにその患者さんに連絡をしたんです。すると、彼女から後で手紙が来ました。

結局、他のお医者さんに診てもらうことにしたそうです。そして、容態は良好で治癒に向かっていることが書いてありました。でも、手紙にはこんな一文があったんです。「福島先生が気にかけてくれたこと、わざわざ連絡までくれたこと、本当に嬉しかったです。神様からの最高のクリスマスプレゼントでした」

患者さんに直接会ってきたからこそ、患者さんとの関係を大切にしてきたからこそ、こんな素敵な手紙をいただくことができたんだと思います。本当にうれしいですね。

私たち医師は、こういうみなさんの気持ちがあるから、次も頑張ろうと思えるんです。患者さんからの感謝の気持ちが私の原動力です。これは何にも代えることができませんから。

また、テレビに出た後、こんなメールもいただきました。この方は、今から十八年も前、彼がまだ九歳だった頃に三井記念病院で手術をした人です。

「覚えていらっしゃるかどうかわかりませんが、十八年前の夏に三井記念病院で先生に脳動脈瘤の手術をしていただき、一命を取り留めた者です。先生のおかげで、今では妻と二人の息子と元気に暮らしております。

先生からは『医者にならないか』と冗談を言われていましたが
私は現在、物理学者になるべく大学院のほうで日々研究に努めております。
先生のご活躍ぶりはインターネットで今でも時々は拝見させていただいておりますが、
先日ＴＢＳの番組で現在の先生の様子を拝見させていただきました。
相変わらず、とてもパワフルな先生の姿を見て、
私も見習わなければいけないと感じました。
先生に救ってもらったこの命を無駄にせず、
私も自分の道を歩んでいこうと思っております。
今更ですが、十八年前は本当にありがとうございました」

なんと言えばいいのでしょうか。

とにかく、こうした声を聞かせてもらうと、私は本当に医者になって良かったと思いますし、同時に自分が表に出ていくことの意味を痛感もします。

一方で、テレビへの出演話やら本書のような書籍や雑誌への登場話もありましたが、これもまた時間が許す限り引き受けたいと思っています。「身体がいくつあっても足りない」なんて言いません。どうして？　私が目立ちたがり屋だからじゃないですよ。こうして、

本音をお知らせできるなら、医療の現実と問題点をお知らせできるなら、それはどこかで患者さんのためになるからだと思うのです。

それにもう一つ、テレビに出たおかげで非常に嬉しいことがありました。あるベンチャー企業の社長さんが、私の活動に共感して支援を申し出てくれたことです。今、私と同志たちとは、協力して医療界を改革し、優秀な人材を育てる活動も行っています。私のところにはたくさん見学者や若い方が来られますが。何かお世話をしたいという気持ちから家具もキッチンもついて一ヵ月四〇〇ドルほどで滞在できるフェローズハウスを三部屋用意しています。また、国際脳神経外科教育財団という組織を作って、若い人でなんのサポートもない人には私が半分出資しています。現在四人が来ていますが、彼らも切磋琢磨《せっさたくま》して将来の名医となるでしょう。日本の今後の脳神経外科の臨床を背負って立つ若い人たちのためにも一刻も早くレベルを上げてほしい。どんなに忙しくても一緒に食事をしたり、サポートしたりすることは惜しみません。ですから、いただいた支援はすべてそちらで使わせていただくことにしました。

この話題をあえて出したのは、日本にだって素晴らしい支援者がいるんだな、と再確認させていただいた感謝の気持ちからです。一人の医者がどんなに理想をうたいあげても、それに賛同してくれる味方がいなければ、時代は動きません。

なにも多くの支援を金銭的な形で望んでいるから言うのではないんです。信念を持って行動をしていけば、思わぬところで応援してくれる人がいる。これは本当に嬉しいことなのです。

多くの人に今の医療の実情を知ってほしい。そして、もしも私の気持ちに賛同してくださる方がいるなら、もうそれだけで「患者さんのため」につながるのです。

そろそろ、医療という世界を医局制度や誤った教育制度という密室から解き放とうじゃないですか。そうすることで、たくさんの人たち、多様な立場の方々が、きっと宝物のような応援や笑顔を投げかけてくれます。それが医者を育てる最高の良薬なんですから。

ラストホープ福島孝徳

第5章

名医を探せ！

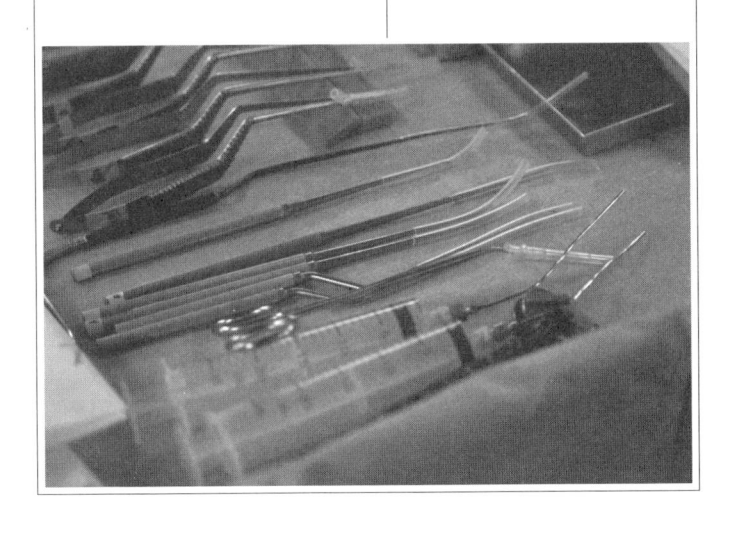

1．名医の条件

まず声を大にして言いたいのは、名医はちゃんといる、ということです。

ここまで読んでこられた方の多くは、日本の医療が抱えている大小さまざまな問題に眉をひそめていることでしょう。でも、もしもご自分が、あるいはご家族が重病にかかったなら、「絶対に名医はいる」と信じて、必死で探してほしいと思うのです。「命や健康は自分で守らなければ」という意志をもって探せば、名医には必ず会えます。これは脳神経外科に限った話ではありません。

では、どうやって探せばいいのか。

前章でも言ったように、「あなたはこの病気を今までどれだけ扱い、どういう成果を上げてきましたか？」と、目の前のお医者さんに聞いてみてください。ためらうことなんてないはずです。ほかでもないあなた自身、あるいはあなたにとって大事な人の健康や命に関わることなんですから。

もしも、こういう質問をしたのにあやふやな答しか話さない医者がいたら、あるいは質問をした行為自体をとがめるような反応をする医者がいたら、そんな医者は信用するに足りない存在だと断定しましょう。

患者よりも自分の（間違った）プライド、自分の病院の（間違った）メンツを重んじる医者かもしれません。これまでの誤った医療界の文化の中で、患者を見下したような思想がはびこってしまっている医者かもしれません。そんな医者こそが危険なんです。

心ある医師ならば、仮にその医師自身に誇れるほどの実績がまだなかったとしても、きちんと患者さんのためになる情報は話してくれるはずです。

あなたやあなたの家族が、今、医学的にどういう状況にあるのか、もしくはどのような病気の可能性を持っているのかを教えてくれます。その上で、例えば「この病院ではできないけれど、○○総合病院や□□大学病院へ行けば、こういう検査を受けられます」とか、「私にはできないけれど、△△病院の××先生ならばこういう処置で実績を上げています」というような情報を示してくれるはずです。

そこまで具体的に教えてさしあげられるほどの知識や情報がもしなくても、「この領域の治療については◇◇病院の▽▽先生が有名です。相談してみる価値はあるかもしれません」と言ってくれるかもしれません。

まずは最初にかかったお医者さんを信じて、質問をする。そこでもし情報を得られたならば、その情報に基づいて次のステップを踏む。これが基本だと思います。


たしかに今は情報化社会ですから、病院や医師に関する情報もたくさん流れています。雑誌やインターネット、テレビなどのメディアに、「この病院はいい」とか「この医者は有能」というような情報が登場することも珍しくなくなりました。それを参考にすることに対して頭から「ダメだ」と言う気はありません。あくまでも参考のための情報として活用する分には役に立つ場合もあるでしょう。

ただ、注意していただきたいのは、それらの情報が「どこまで正確な内容なのか」です。「どういう症例に対してどんな処置を行い、その結果どこまで治癒させたか」などについて、きちんと数字的な情報も示した上でならばある程度は安心ですが、中には「どうしてこの人が名医なのか」について、具体的な理由がまったく触れられていないケースだってあります。そもそも、その記事をまとめた人が、どこまで医療のことを理解して作成したかがうやむやである場合も多いのです。そうしたことを知っておいてほしいのです。

自分たち自身が、医療の現場にいる医師に直接質問をしていくことでこそ、本当の可能性が開けてきます。

もしも、今まで治療してもらってきた医者がいて、それでも不安を抱えているのだとしたら、「他の医師に相談してみたい」と切り出すべきだとも思います。

日本でもようやくセカンドオピニオンという言葉が浸透してきました。自分以外の医者が診察することを妨げたりするようならば、先ほどのケース同様にその医師のハートを疑うべきでしょう。

ここで、私が考える「名医の条件」というものをはっきりさせたいと思います。それは、「才能」と「努力」と「経験」です。

そして、手術を行う医師にとって必要なものも三つあります。それは、「技術」と「道具」と「神の助け」です。これら三条件三要素がすべて揃って初めて名医と言えます。でも、それだけではダメなんです。

何よりも大事な名医の条件、それがハートです。

皆さんが問いかける質問や相談事に快く応じない医者がいたなら、その医者がどんなに数多くの実績を持っていようが「名医」とは言えません。

「目の前のお医者さんに質問してみましょう」と私がお薦めしたのは、一つには「具体的で現実的な実績というデータを重んじてほしい」との思いからですが、もう一つ、「質問をすることでその医師のハートのほどを知ることができるから」です。

あなたの目の前にいる医師が仮に一〇〇点満点の「名医」ではなかったとしても、「ハートのあるいい医者」であれば、必ずやメディアに流れているものよりも信頼に足る情報を示してくれるはずです。

そうした突破口からたどっていけば、絶対に名医を見つけることはできます。まずは自らアクションを起こしてください。

2. 日本にも名医はたくさんいる

脳神経外科の領域には、どんな名医がいるのでしょうか。もちろん、症状や病状によって異なってはきますが、私が責任をもってお薦めできる何人かの名医をご紹介しておきたいと思います。

●上山博康先生（旭川赤十字病院・第一脳神経外科部長）

もしも私の家族が病気になったら、私は迷わず自分で手術をします。でも、自分が脳の病気になったらどうするか？　その時にはこの上山先生に是非お願いしようと決めていま す。それほど素晴らしい技術と経験と実績を持っている方です。特に脳血管障害に関わる病気については間違いなく日本一の名医だと私は思っています。

●宝金清博先生（札幌医科大学・脳神経外科教授）

非常に素晴らしい手術をされるだけでなく、そうして得られた成果を精力的に発表されてもいる名医です。将来の脳神経外科をリードする存在になること間違いありません。

●谷川緑野先生（網走脳神経外科病院・院長）

上山先生の弟子にあたるのがこの谷川先生です。脳血管関連の実績については若手ナンバーワンの名医ですし、その手術テクニックはずば抜けていて、私もこれまで二度にわたって手術を見学させていただきました。

●堀　智勝先生（東京女子医科大学・脳神経外科教授）

私の東京大学医学部時代の同期です。でも、それを理由にお薦めするわけではありません。現役の脳神経外科医として、高い総合力と手術実績とを備えたトップクラスの名医だからです。

●田草川豊先生（三井記念病院・脳神経外科部長）

彼もまた名医です。私が三井記念病院にいた時代、最も手塩にかけて育てた弟子ですし、患者に負担をかけない美しい手術ができるドクターです。

●永田和哉先生（NTT東日本関東病院・脳神経外科部長）

田草川先生同様に、東大医学部を出て三井記念病院に在籍していた経験もある人です。つまり私の後輩であり弟子です。脳動脈瘤の外科的治療をはじめとする脳血管障害や顔面痙攣、三叉神経痛の手術などに高い実績を持っています。

●金　彪先生（独協医科大学・脳神経外科教授）

この金先生も私の弟子だと言わせていただきます。たいへんな努力家で、素晴らしい手術技術を体得し、教授となった今でも精力的に活動している名医です。

●塩川芳昭先生（杏林大学・脳神経外科教授）

本書には何度も登場してきましたので言うまでもないでしょうけれど、技術、理論、経験、そしてハートを備えた素晴らしい名医です。

●森田明夫先生（東京大学・脳神経外科助教授）

彼もまた東京大学医学部出身ですから私の後輩にあたりますし、研修医時代には三井記念病院に来ていましたから弟子だと言わせてもらいます。金先生もそうですが、アメリカのメイヨー・クリニックで最先端の脳神経外科の勉強をして、それを今に活かしています。

ここに挙げた九人の他にもいいお医者さんはいます。府中恵仁会病院の川口正二郎先生や、東京女子医科大学から森山記念病院に派遣されている井上龍也先生も、必死で努力し、近い将来に名医となるべく研鑽を積んでいる素晴らしいお医者さんです。もちろん、森山記念病院の森山貴先生や、聖麗メモリアル病院の岡部慎一先生、総合南東北病院の渡邉一夫先生、長崎の森の木脳神経外科の古賀久伸先生のような、優れた院長、理事長がいる病院には、多数の優秀なドクター、ナース、スタッフがいることも覚えておいてほしいと思います。

3. もっとセカンドオピニオンを

先ほどセカンドオピニオンの考え方が日本にも浸透してきた、と話しました。しかし、実情はまだまだです。

今回日本に来た時にも数多くの外来診察をしましたが、そのほとんどはすでに他の病院で診察や処置をされている方たちでした。「福島に会って診察してもらう」と現在の主治医に告げた上で来ていたわけです。それでも、中には患者さんの重要な情報となるMR写真やカルテをなかなか渡してくれなかった、という話もありました。

これは前々から横たわっている大きな問題です。ひどい場合には「行くのは勝手だが、戻ってきてもウチでは診ない」なんてことを言われた患者さんだっているんです。

もう根本が間違っているんですね。「診てやる」という精神で医者をやっている。だから、自分以外の人から意見を聞きたい、などと患者さんに言われるとこんな悪質な妨害行為をするのでしょう。そもそも、自分の診断や処置に自信があるなら、こんな対応はしないはずなんです。

つまり、精神も間違っているなら、知識や技術に対する自信さえない医者。それがセカンドオピニオンを阻む壁なのです。

でも、患者の皆さんは命がかかっているんです。不安があったり、より多くの意見を聞きたい場合には遠慮なんていりません。どうかセカンドオピニオンを行動で勝ち取ってください。

アメリカの患者さんは、「先生よりうまい人がいるか」「リスクはどうか？」とはっきりと聞きます。私は「聴神経腫瘍の手術は九〇〇人。過去二十年間にこの手術で亡くなった方や重要な合併症になった方は一人もいません。多少のふらつきや顔面麻痺が残るのは一～二％です」と資料を渡します。同じ専門家をセカンドオピニオンとして紹介もします。

患者さんは、テープレコーダーを持ってきます。

ちなみに私は、日本で外来診察をした時には、その患者さんがかかっているお医者さんに「福島がよろしく言っていた」と伝言してもらうようにしています。別に向こうの医者を脅そうと思っているわけじゃあないですよ。大事なのは患者さんが治ることですし、そのためには医師は協力し合わねばならないケースも多々あるということ。その気持ちが伝わったらいいな、と思ってのことです。

4．脳ドック無用論に惑わされるな

十年以上前から私は脳ドックというものの重要性を広く主張してきました。『40才からの頭の健康診断　脳ドック』（西村書店・福島孝徳、田辺功　著）などの本を出したのも、脳に関わる予防や検査が切実に大事だと思ったからです。詳しく脳ドックのことをお知りになりたい方は、是非この本を手に取っていただければと思います。

脳神経の専門医が最も数多く扱う病気が脳血管障害、すなわち脳卒中《のうそっちゅう》です。一九五一年から一九八〇年まで、日本人の死亡原因の第一位だった脳卒中は主に脳梗塞《のうこうそく》、脳出血《のうしゅっけつ》、くも膜下《まくか》出血の三つに分かれますが、いずれも死の危険と隣り合わせの非常に危険な病気なのです。がんや心臓病に続く死亡原因の第三位となった今でも、年間一〇万人以上の方が亡くなっています。

また脳腫瘍も年間二万人以上の患者さんがいる病気です。半分は良性腫瘍であり、きちんとした手術を受ければ治りますが、もう半分を占める悪性腫瘍は手術と放射線治療を施しても死にいたる危険性の高い恐ろしい病気です。

脳の病気の怖さは死だけではありません。一般に脳腫瘍は希な病気だと思われていますが、そんなことはありません。人口一〇万人のうち毎年一五人くらいには何らかの脳腫瘍が見つかるんです。

なんといっても人間の活動のほとんどは脳が司《つかさど》っています。目や耳などの働きはもちろんのこと、まっすぐ歩いたり、正常に物事を考える上でも脳は関わってきます。喜んだり、悲しんだり、といった感情の動きさえも脳の働きによるもの。ですから、仮に死にいたることはなくとも、何らかの障害が残れば、その後の生活が大きく変わってしまうことになるのです。

こうした様々の重大なリスクに対抗する最善策は、早期予防、早期発見、早期切除。とにもかくにも早く発見することさえできれば、負担も小さく、回避・回復できる可能性も高まります。そのうえで大きな意義を持つのが脳ドックというわけです。例えば、くも膜下出血で二割は即死、二割は重症です。そうなる前に脳ドックで早期発見し、治療を施せば、リスクはわずか一%になるのです。

かつては「人間ドックには行くけれど、脳ドックなんて聞いたことない」という人も多かったですし、実際に脳を検査する技術も今ほど進化しておらず、そう簡単に脳の状態を知ることはできない時代もありました。しかし今や高度なＣＴ検査、ＭＲ検査、ＰＥＴ検査といった技術が発展しています。痛みや負担、リスクを恐れることなく受けられるようになってきました。

私だけでなく多くの病院や医師たちの呼びかけの成果もあって、ようやく日本では非常に多くの人が脳ドックを受けるようになりました。そもそも、欧米の医療制度のもとではＭＲ検査だけで三〇〇〇ドル、つまり三〇万円前後もかかるのが現状ですけれど、日本ならばたった一万〜二万円で受けられる恵まれた環境にあるのです。もっと言えば、脳ドックというものは、ある意味で日本独自の存在なんです。ＭＲ検査に用いられるような機械の多くは日本の病院に集中しています。それだけ、脳の予防医学では先進性を持っているということ。さらに加えれば、脳ドックが成果を上げてきたことがきっかけになって、心臓ドック、肝臓ドック、腎臓ドックというようにほかの臓器ドックも拡大し、浸透してきたんです。これらは世界に誇るべきことなのです。

ところが、こうして多くの人が脳ドックを受けるようになった今になって「脳ドック無用論」を語る輩《やから》が登場しています。私は本当に悲しくなります。どうやら「脳ドックへ行ったら予防手術をするべきだと言われ、きちんとした情報伝達もないまま行われたその手術の結果、後遺症が残ってしまった」などという例を引き合いに出しているようです。もちろんこれが事実ならば、その病院なり医師には重大な過ちがあったと言うべきでしょう。

私はそうした悪い例を世に広めるな、と言うつもりはありません。むしろ悪しきものは断罪すべきと考えます。でも、「だからイコール脳ドックは要らない」「脳ドックは危険」という風説にしようというのなら、断固抗議したいのです。

脳動脈瘤を例にしましょう。脳内の動脈にできてしまった血の瘤《こぶ》が脳動脈瘤ですが、これが破れてしまったならば、二〇％の人は病院にたどり着く前に亡くなってしまいます。

なんとか間に合ったとしても、手術で治せる可能性は非常に低くなります。脳動脈瘤が破裂してから対応した場合に、もとの正常な状態に回復できる可能性は約五〇%ほどしかないと思ってください。すなわちリスク五〇%というわけですね。

では、脳ドックを受けたことによって破裂する前に脳動脈瘤が発見されたらどうなるでしょう。私が手術すれば九九%全治させます。リスクは一%だけです。ごく平均レベルの医師に手術を委ねたとしても、リスクは五%程度です。五〇%対五%。危険度が十倍違うんです。どうか、この事実の重さを理解してほしいと思います。

動脈瘤が発見されたからといって、必ずすぐに手術しなければいけないわけでもありません。信頼できる医師と出会い、彼らといい関係を築くことができれば、きちんと定期的に検診、検査を続けていけばいいのです。そうして、必要性が高まった時に手術をしてもいい。何よりも大事なのは自分の身体の状態を常に知っているということなんです。

だからこそ、先にも言いましたように、予防医学においても「いい医者」「いい病院」を見つけることは必要になります。

脳ドックへ行って、検査の結果に納得のいく説明をしてもらえず、なおかつ闇雲に「手術を」と言われたならば、ほかの病院でオピニオンを聞くなり、しっかりとそこの医師に納得できるまで話をさせたりしてください。そうすることで悲劇は防げます。

病院や脳神経外科医が儲けるために脳ドックを流布しているかのような説に惑わされることなく、しっかりと自分の健康を守ってほしいと思うのです。

5. たばこへの無警戒、放射線治療に関する誤解

以前から、口が酸っぱくなるほど言っているのが禁煙の薦めです。

いや、薦めどころか強制したいくらいの気持ちでいます。かくいう私も、恥ずかしながらかつては喫煙者でした。けれども、知識を得れば得るほど、このたばこというものが人体に悪影響をもたらすものだという確信を持ち、禁煙をしたんです。

まだ脳卒中などの脳の病気に喫煙がどれほどの影響を及ぼすかについては、明快な実証データは出ていません。しかし、肺がん、喉頭がん、食道がん、肝臓がんなど、ほとんどのがん、悪性腫瘍を増やすことは明白。たばこをやめるというだけで、間違いなく健康に

近づくことがわかっているのですから、やめるべきなんです。自分だけが早死にするならいいのですが、周りの人にも害毒をまき散らかしています。

本当に残念です。私は手術のあらゆる限界に挑戦をして、可能な限り全治させることを追求してきましたが、たばこが原因の一つになっている悪性腫瘍だけはどうにもなりません。私がこれだけがんばって神の力を借りて一生懸命手術しても悪性腫瘍だけは取りきれません。悪性腫瘍というのは、細かい根っこが正常な脳の組織まで広範に伸びてしまいます。良性腫瘍なら全治させることが可能です。

世の中には、悪いところばかりのものでも、一つくらい良いところがあります。でも、たばこだけは、「百害あって一利なし」です。本当に良くないです。

お酒については、「適量ならいい」と言われています。それでも、毎日清酒を三合程度飲み続ける人には脳出血や脳梗塞が多い、というデータがあるのも事実。やはり、健康を維持するには普段の生活から。脳ドックのような予防検診だけで満足せず、自分で自分の身体をコントロールする努力をしてください。

それとは次元が異なりますが、ここへきて非常に気になっていることなのでお伝えしたいと思います。放射線治療についてです。

放射線治療は手術とはまた違った治療法です。多くの人がよく聞く名前としてはガンマ・ナイフが挙げられます。これは放射線の一種であるガンマ線で患部を焼く処置です。良性腫瘍の治療においては熟練医師並みの実力を発揮するほか、手術では到達できない脳の奥にある動静脈《どうじょうみゃく》奇形《きけい》も治せるもので、私も現在教授を務めているスウェーデンのカロリンスカ研究所で開発されました。

ここ数年で日本でも利用が進み、私自身も優れたガンマ・ナイフ専門家とのコンビネーションで治療を行ったりしています。ただ、気になるのは安易に放射線治療を行う病院も出てきているということです。

最近の研究では、良性腫瘍に放射線を当てたことで、腫瘍が悪性に変化してしまう可能性が語られ始めているのです。そうした情報を患者さんに開示もしないで、放射線治療を受けさせてしまう医師がいる。これは本当に恐ろしいことです。

くれぐれも言っておきますが、放射線治療にもきちんと効果はあります。ただし、その治療法がベストなのかどうか、という発想は必要なんです。放射線でなければ効果が出ない状態もあれば、手術だけで全治できる場合もある。双方を用いることで効果が上がる場合もあれば、そうではないこともある。そうした事柄についても、きちんと話をしてくれる医師や病院を選ぶ気持ちを持ってほしいのです。

6. 最後に

医療にはまだまだたくさんの問題があります。

治療技術にせよ、道具の開発にせよ、国の制度にも、もちろん病院や医師一人ひとりにも問題点と可能性が混在しています。

ただ、こうしてお伝えしてきた通り、患者となった人たちの力や、医療とは直接関係のない立場にいる人たちの努力や、認識が変わるだけでも、医療は変わる可能性を持っています。

もちろん、私たち医師が率先して進めなければいけない事柄ではありますが、皆さんもどうか今まで以上に医療について興味、関心を持ち、「こうしたらいいんじゃないか」「ここはおかしいんじゃないか」という意見を声に出して言ってほしいと思います。

この世から、手術一発で全治できない病気をなくし、本当に信頼をおける医者と病院ばかりになるように、みなさんと協力しあっていければと望んでいます。

追記

Dr.福島の恩師・佐野氏への取材は紹介した通りだが、その後半、佐野氏のほうから質問があった。

「あなたがたもそうだけど、彼のことをブラック・ジャックって呼びますよね。私は世代が違うので『ブラック・ジャック』って言われてもピンとこないんですよ。漫画に出てくるブラック・ジャックというのはどういう人物なの？」

なるほど、それはそうかもしれない。説明をさせていただくと、

「はあ、なるほどね。そういうことですか」

笑いながら「そうするとあれだな。昔でいうところのベン・ケーシーとかと同じ」と言う。そして佐野氏がかつて日本のベン・ケーシーと言われていたことを知った。佐野氏はちょっと照れたように笑いながら、

「僕は名前がケーシー（圭司）だからね」

と言った。なるほど、名前が同じなのは奇遇ではあるが、それだけで「ベン・ケーシ

ー」の異名が付くはずもない。

「ベン・ケーシー」は一九六一年から一九六六年まで放映されたアメリカのテレビ・ドラマ。有能な脳外科医師ベン・ケーシーが次々と難題を克服していく内容で世界的に大ヒットした。

佐野氏がそのベン・ケーシー顔負けの名医だからこそ、この異名は生まれた。ベン・ケーシーの愛弟子がブラック・ジャックになったというわけだ。フィクションから生まれた超人的名医の系譜が、現実の世界でこうしてつながった。

名医は名医を生むのである。「ブラック・ジャック」もすでに何人もの名医を生み出しているが、さらに多くのブラック・ジャック・ジュニアを生み出さんと今も奮闘中である。

だが、ブラック・ジャックを育てたベン・ケーシー、すなわち佐野先生には気になることもあるようだ。

「福島君ももう歳だからね、あと四〜五年もしたら日本に住みたいんじゃあないかな。お母さんもそれを望んでおられるでしょうし」

Dr.福島のご兄弟はすでに亡くなられている。実の父君も二〇〇三年夏、旅立たれた。佐野氏は愛弟子・福島氏とともに母君のことを気にかけていた。

「だから、彼の日本での働き場所を探さなきゃいけないなと思っているところです」

八十を超えた脳神経外科の国際的リーダーが、六十を過ぎた世界の名医をこんな風に気遣っている。肩書きなどもういいだろう。この二人、この師弟はひとかたならぬ愛情でつながっている。

つづけて、佐野氏は至極当然のこととしてこう語った。

「彼に日本へ戻ってもらいたい、というのは、彼のためだけじゃないんです。彼が間違いなく日本のため、医療のためになる男だからですよ」

最後の最後に、Dr.福島から言付かったメッセージを二つお伝えする。

医療に携わるあらゆる人たちへ

「お金のために働くな。
人のため、世のために働きなさい。
挫折はあるだろうけれど
顔で笑って心で泣いて。
仕事は楽しく、
患者さんには喜びと幸せを。
持てるすべての力を
患者さんのために
生かしなさい」

患者さんとその家族のみなさんへ

「私たち医師への最高の報酬は

みなさんの笑顔です。
そこに喜びを見いだす名医、名スタッフは
必ずいます。
探してください。
そして私はこれからも
全身全霊で一発全治を目指します。
責任を持って名医を育てます。
どうか期待してください」

Dr.福島孝徳の連絡先

Takanori Fukushima, M.D., D.M.Sc.
Carolina Neuroscience Institute, PC
(Fukushima Clinic & Office)
Gallery Park Building I,
4030 Wake Forest Road Suite 115
Raleigh, NC 27609 USA

Fax : 契約国際電話番号 + 1 (919) 239-0266

e-mail : fukushima@carolinaneuroscience.com

＊Eメール，ファックスは日本語で受け取ることが可能です。

取材協力　（敬称略、五十音順）

井上龍也	森山貴
岡部慎一	渡邉一夫
川口正二郎	
金　彪	石原克己
古賀久伸	深谷　孝
後藤博美	
佐野圭司	杉村和彦
鮫島哲朗	原田誠之
塩川芳昭	
田草川豊	Dawn Molnar
堀　智勝	Lori Radcliffe
森田明夫	Lucinda Hodges

医療法人社団恵仁会 府中恵仁会病院
医療法人社団 森山記念病院
財団法人脳神経疾患研究所附属 総合南東北病院
脳神経外科聖麗メモリアル病院
森の木脳神経外科

Duke University Medical Center
West Virginia University Robert C. Byrd Health Sciences Center

オリンパス株式会社

福島 孝徳（ふくしま・たかのり）氏略歴

1942年東京都生まれ。1968年東京大学医学部卒業後、同大学医学部附属病院脳神経外科臨床・研究助手に。ドイツのベルリン自由大学Steglitzクリニック脳神経外科研究フェロー、米国メイヨー・クリニック脳神経外科臨床・研究フェローを経て、1978年から東京大学医学部附属病院脳神経外科、1980年から三井記念病院脳神経外科部長を務め、頭蓋底の鍵穴手術を確立。1991年南カリフォルニア大学医療センター脳神経外科教授に就任。ペンシルバニア医科大学アルゲニー総合病院脳神経外科教授、アルゲニー脳神経研究所頭蓋底手術センター長を歴任。手術や講義のため世界を駆け巡りながら、後進のための頭蓋底手術実習セミナーを開催。1998年カロライナ頭蓋底手術センター所長およびデューク大学脳外科教授に。現在、カロライナ脳神経研究所、デューク大学とウエスト・ヴァージニア大学の教授を務め、脳外科顕微鏡手術の「全米トップの権威」と評される。スウェーデンのカロリンスカ研究所、２年前からフランス・マルセイユ大学の教授、ドイツ・フランクフルト大学の教授も兼任する。

ラストホープ 福島孝徳
～「神の手」と呼ばれる世界TOPの脳外科医～

第１刷――2004年３月31日
第３刷――2006年１月10日

編　者――徳間書店取材班
発行者――松下　武義
発行所――株式会社徳間書店
〒105-8055　東京都港区芝大門2-2-1
電話　編集部（03）5403-4336
販売部（03）5403-4324
振替 00140-0-44392
印　刷――本郷印刷株式会社
カバー印刷――真生印刷株式会社
製　本――大口製本印刷株式会社

ISBN4-19-861838-0